CANSANCIO CRÓNICO

© Adolfo Pérez Agustí
ediciconesmasters@gmail.com

ÍNDICE

Agotamiento psicológico
Astenia
Otras patologías con síntomas similares

¡ESTOY AGOTADO!

CANSANCIO CRÓNICO

El potencial energético del ser humano nos permite vivir, movernos y modificar el entorno, además de interactuar con todas las especies. Sin esta energía vital no sería posible ni siquiera el pensamiento, el control de nuestras emociones o el desarrollo de las facultades intelectuales. Mientras dispongamos de energía suficiente podremos recuperarnos de las enfermedades y buscar nuevos lugares o situaciones donde desarrollarnos. Sin embargo, y a pesar de que estos principios energéticos son admitidos por todos, no existe ninguna especialidad médica que trate de las disfunciones de la energía vital.

Que el cuerpo es en esencia una máquina de energía es innegable, y esto abarca también a nuestra mente, el verdadero motor de la existencia, pues somos sencillamente una mente que dispone de un cuerpo orgánico para desplazarse. Esta es la razón por la cual se ha dado tanta importancia en los últimos años a los procesos del pensamiento.

El nivel energético (cuántico) posee el más alto nivel de coherencia dentro del organismo humano y una prueba es que los enfermos con sistemas inmunes débiles o cáncer tienen una pobre coherencia entre la energía y la comunicación celular. Por lo tanto, la enfermedad puede verse como el resultado de perturbaciones de la energía a nivel celular.

Cuando los electrones fuera de lugar intentan convertirse en moléculas de proteínas, alteran los procesos metabólicos y una vez que el metabolismo celular se ve comprometido, las células se encuentran aisladas y no consiguen seguir integradas en el organismo al cual pertenecen. Han perdido la conexión con el grupo.

Nuestro propio campo electromagnético indudablemente se puede alterar por las radiaciones magnéticas externas, pero también por las propias alteraciones emocionales de nuestro interior. Si nuestro modo de percibir las emociones no es adecuado, alterará ese equilibrio electromagnético y se desencadenará la enfermedad, la cual obviamente podrá ser detectada también por las alteraciones bioquímicas que ocurran en nuestro interior. En ese momento la medicina química nos aporta una valiosa base de datos, aunque no consiga decirnos la razón de esos cambios químicos.

Las crisis, los momentos no deseados, los desequilibrios del pensamiento y de los sentimientos, ocasionarán vibraciones que repercutirán en nuestra salud, aunque con suma frecuencia el organismo intentará equilibrarlos ya que, a fin de cuentas, dispone de eficaces mecanismos para ello. Todo esto ocurre diariamente aunque no lo percibamos.

Sin embargo, y a pesar de que al menos un 30% de la población mundial padece enfermedades debilitantes, solamente desde hace apenas una década se las diagnostica con cierta precisión, básicamente porque no dejan huellas en los métodos de análisis habituales. Tampoco hay signos que el médico pueda valorar, ver o medir, y es solamente la sintomatología que refiere el paciente lo que finalmente lleva al diagnóstico diferencial, lo que ocasiona un gran retraso para instaurar un tratamiento. Cuando el paciente ha conseguido, por fin, convencer a su médico de lo insoportable que le resulta sobrellevar su enfermedad, seguramente han pasado varios meses y con frecuencia años, ya que hasta entonces los diagnósticos erróneos lo han definido como estrés, depresión, cansancio laboral, carencias vitamínicas o, simplemente, la edad.

Por si fuera poco, y a pesar de haber logrado salir de la consulta médica con una etiqueta más clarificadora para su enfermedad – podría ser fatiga crónica-, lo que escucha a continuación le desmoraliza aun más que su propio mal, ya que le dicen que se trata de enfermedades crónicas o de difícil solución para las cuales no hay una terapia específica. El reposo es la mejor recomendación que oirá. Y es en ese comentario tan desmoralizador como inexacto, donde la medicina natural tiene su mejor opción, al proporcionar no uno, sino varios remedios que le permitirán que lleve una vida razonablemente activa y cómoda. En ocasiones, y si la enfermedad no es tan antigua que haya podido dejar un daño indeleble, podrá curarse para siempre.

Aunque las enfermedades objeto de este libro son en esencia un problema de falta de energía, con frecuencia no existe una parte corporal dañada a la cual dedicarnos. El desfallecimiento global afecta a todo el cuerpo, aunque se siente de modo especial en el sistema muscular. Incapaz de reaccionar adecuadamente a los requerimientos cotidianos, a su falta de energía para la contracción muscular se le une la poca resistencia al ejercicio.

CAPÍTULO UNO

Causas generales y remedios

Aunque el cansancio, la fatiga y el agotamiento, puedes estar originados por multitud de causas, esencialmente hay dos que originan este fallo en el caudal de energía disponible:

Elementos externos, tales como la climatología extrema, el smog (niebla industrial), algunos conservantes y saborizantes, los metales de uso frecuente especialmente aluminio (envoltorios, utensilios de cocina, medicamentos, desodorantes…), el flúor de los dentífricos, las amalgamas de mercurio, el plomo de las cañerías y pinturas, los antiadherentes (teflón), pinturas, disolventes, y otros como las ondas electromagnéticas de los teléfonos móviles, ordenadores, hornos microondas, pilas de litio o conexiones eléctricas cercanas que lentamente desgastan nuestros recursos energéticos.

No menos importantes son los medicamentos, incluso aquellos aparentemente menos perjudiciales, como el paracetamol o las vacunas, que de modo lento e insidioso alteran el equilibrio cuántico del organismo. Cuando la alteración es producto de un elemento que ha ejercido un daño continuado, aunque aparentemente pequeño, las células nuevas han incorporado ya esta alteración y nacen defectuosas, y así en cada nueva generación celular.

Elementos internos, como las emociones sostenidas, en especial la cólera, el rencor, el resentimiento, el temor, la preocupación, la incertidumbre y el estrés intenso. Todas ellas sobrecargan el sistema nervioso y glandular, el circulatorio y agarrotan los músculos impidiendo su adecuada oxigenación. En estos casos se recomienda no huir de los problemas, afrontarlos y buscar la solución más inteligente.

9

Los excesos de adrenalina fatigan el hígado, que es el laboratorio del cuerpo, alteran las constantes sanguíneas y agotan al riñón, alterando al bazo y al timo en el trabajo de mantener operativo el sistema inmunitario y de defensa. Este suele ser el centro de muchos trastornos sin causa orgánica.

Sin embargo, las primeras señales de alarma se dan con signos de alteración en el apetito, el sueño, la digestión, en los músculos y la evacuación. Son las más comunes, pero no por eso debe dejar de acudir al médico en espera de que sea el propio organismo quien se reajuste. Un diagnóstico certero y la utilización de productos naturales, estimularía los mecanismos orgánicos energéticos. De no hacerse, la enfermedad continuaría su curso sin que el enfermo se diera cuenta.

Medidas generales para el restablecimiento energético

La felicidad del enfermo es la parte más importante para el restablecimiento de la salud, aunque deberíamos añadir a la *razón de vivir* como el nexo que permitirá que se desarrollen los procesos curativos internos. La clave está en permitir que la conciencia encuentre su propio camino por encima del daño sufrido por el organismo. Indudablemente será necesario también prescribir un programa de dietas, descanso, meditación y quizá masajes, infusiones de hierbas, paseos a la luz del sol y otros sencillos métodos naturales adaptados siempre a las peculiaridades de cada paciente.

Estas serían las claves para el restablecimiento de la energía que nos permitirán eliminar la fatiga:

TONIFICACIÓN DEL AURA

Visualización de colores y masaje en puntos de acupuntura, para generar sintonía y vibraciones cuánticas armónicas que desencadenarán emociones positivas saludables, como: afirmación, seguridad pero no inconsciencia, confianza, amor incondicional, dicha, gozo, firmeza y su opositora la flexibilidad, fortaleza espiritual y otras igualmente protectoras del trabajo a realizar en su interior. Son fuentes intensas de energía que logran armonizar todo el conjunto orgánico. Son las baterías con las que cuenta para generar bienestar, y una célula feliz es una célula que cumple su misión a la perfección, mostrándose solidaria con el resto.

Hay en la actualidad numerosas terapias del espíritu que están tratando de imponerse en este mercado de la salud tan plagado de medicamentos. Aunque la medicina oficial no las tiene en cuenta, pueden constituir la base de la plenitud y la felicidad y, en suma, de la salud. Existen terapeutas que usan este único recurso y emplean sus habilidades cuánticas, cognitivas y paranormales, con singular éxito en sus intervenciones de tipo Reiki, Meditación Trascendental, Medicina Ayurvédica o cualquier procedimiento de curación similar.

NATUROTERAPIA

Debería constituir, junto con las terapias mentales, la base de cualquier tratamiento médico que pretenda restablecer la salud. Las dietas de frutas y verduras en regímenes alimenticios personalizados, la hidroterapia, las salidas a los paraísos naturales que nos rodean, el uso acertado de la música, la pintura y la escritura, así como los numerosos productos naturales que se encuentran en los herbolarios y tiendas de dietética, se usan en busca de una desintoxicación y regeneración. Acudir a la naturaleza, mejor al bosque que la playa, mejor la montaña que la planicie; levantarse y acostarse temprano, no esconderse de un día de lluvia, pisar el césped húmedo o escuchar el susurro de los árboles y el agua, todo ello son remedios que no le costarán dinero.

La figura misma del experto en medicina natural, tan ausente de elitismo, soberbia o prepotencia, suponen ya desde los primeros momentos del tratamiento una mejora sustancial en el restablecimiento de la energía. El enfermo que acude a uno de estos terapeutas no sale acobardado ni preocupado, sale optimista y más seguro de sus posibilidades de curación. No alberga falsas esperanzas, sino que está convencido de que se curará.

FITOTERAPIA

Las plantas medicinales bajo la forma de cocimientos, infusiones, tinturas, o cápsulas de extracto seco o pulverizado, son y han sido la esencia de la medicina natural, y con el paso de los tiempos no han perdido interés, lo han ganado. Si las comparamos con los medicamentos, peligrosos en potencia y que son rechazados siempre por el enfermo -aunque está convencido de que debe tomarlos-, las plantas medicinales constituyen la base de la terapia a instaurar. Como elementos orgánicos que son, poseen en su interior miles de pequeños elementos que logran actuar sobre todo el conjunto orgánico, al mismo tiempo que armonizan perfectamente con cada célula de nuestro cuerpo, transmitiendo su inteligencia y personalidad a quien las consume. Al igual que nosotros, forman parte del universo y poseen una energía vital de la cual carecen los medicamentos. Esta energía vibratoria consigue restaurar las vibraciones energéticas incorrectas propias de la enfermedad. Hay tantas plantas medicinales, que siempre encontrará una o varias que le ayudarán a su salud y energía Si puede y las conoce, cójalas directamente del campo. Su vitalidad se integrará en su cuerpo rápidamente.

LAS ESENCIAS FLORALES DE EDWARD BACH

Son 38 esencias florales que armonizan los estados de ánimo. Son remedios vibratorios y no químicos, no producen efectos secundarios, complementan o sustituyen la acción de los psicofármacos, disminuyendo o evitando su consumo. No actúan sobre enfermedades psicológicas, sino modificando los problemas de su personalidad que han ocasionado las enfermedades.

Cambian las percepciones equivocadas y pueden corregir los detalles anímicos que le ocasionan sus conflictos. Actúan sobre la inseguridad, la agresividad, la impaciencia o el rencor, por poner unos ejemplos, y en cualquier otra característica de su carácter que no le guste.

LAS 12 BIOSALES DE SCHÜESSLER

Desde que se descubrieron en el año 1873 se ha demostrado que son indispensables para el normal funcionamiento del organismo. Ayudan a la naturaleza en sus esfuerzos por sanar, al restablecer funciones entorpecidas evitando la destrucción de las células sanas, mientras regeneran a las enfermas. Su efecto, aunque lento, es restaurador incluso en estados de salud seriamente dañados y complicados. Compatible con cualquier otra terapia, pudieran suponer la forma óptima de evitar las recaídas.

ACUPUNTURA, AURICULOTERAPIA, SHIATZU, REIKI

Procedimientos de estimulación mecánica, vibratoria, táctil o térmica de los puntos energéticos. Tienen como propósito acelerar el equilibrio energético y aliviarle de sus síntomas de manera natural. El Reiki, aunque es una terapia energética, difiere de las anteriores en cuanto a que no existe manipulación del cuerpo y en ocasiones ni siquiera contacto físico. La interconexión se realiza desde la energía exterior hacia los chakras.

REFLEXOLOGÍA PLANTAR

Técnica de dígito presión y masajes locales en la planta de los pies, para activar el armónico funcionamiento de sus órganos, a distancia. La conexión se efectúa mediante el sistema nervioso, el cual dispone en el pie de una amplia red de contactos que luego se distribuyen por todo el cuerpo. Activando o sedando estos puntos, se logra un gran beneficio en las zonas reflejas tratadas.

PROGRAMACIÓN NEUROLINGÜÍSTICA

Moderna tecnología para comunicarse con la mente, usada para reconstruir el pasado y cambiar emociones y conductas en el presente. Se basa en que el cerebro almacena programas que repite como un ordenador. Lo importante no es asumir los problemas mentales, sino darles otro enfoque, otro punto de vista.

CAPÍTULO DOS

Enfermedades debilitantes

SÍNDROME DE FATIGA CRÓNICA (SFC)

Nos encontramos ante un desorden orgánico que cursa con gran debilidad general, incluso sin esfuerzo aparente, que no mejora ni siquiera con el descanso en cama y que empeora sensiblemente con la actividad física o mental. Estos enfermos han padecido durante años, antes del diagnóstico preciso, incomprensión médica e intolerancia social, pues casi nunca se encuentran datos orgánicos que justifiquen su enfermedad. Además, la sintomatología es muy inespecífica, relatándose una gran debilidad, dolor muscular, memoria deteriorada, falta de concentración, insomnio, y fatiga mental intensa que puede durar más de 24 horas. En algunos casos, el SFC puede persistir durante años.

El diagnóstico médico tampoco ayuda mucho, y son normales los errores en la valoración de los síntomas y signos, confundiéndose con relativa facilidad con muchas enfermedades que cursan igualmente con fatiga crónica, ya que no existen datos de laboratorio concluyentes para un diagnóstico diferencial. No obstante, he aquí una serie de enfermedades que deben ser descartadas antes de poder diagnosticar un Síndrome de Fatiga Crónica:

1.
2. SIDA
3. Cáncer
4. Fibromialgia
5. Esclerosis Múltiple
6. Encefalomielitis Miálgica (erróneamente denominada Síndrome de Fatiga Crónica)
7. Mononucleosis

8. Burnout (estrés laboral)

Aunque la mayoría de estas enfermedades también cursan con fatiga crónica, no son propiamente esta enfermedad, siendo un buen ejemplo la Encefalomielitis Miálgica, en la cual está afectado el sistema nervioso central. La Fibromialgia es a menudo confundida con el SFC, e incluso hay médicos que creen que se trata de la misma enfermedad y que el tratamiento debe ser similar, pero es solamente un error de diagnóstico. Indudablemente muchos pacientes con SFC padecen síntomas fibromiálgicos en algunas fases de la enfermedad, pero no coinciden el resto de los signos. Además, el SFC no es una enfermedad reumática.

No sabemos si se trata de una nueva enfermedad o si realmente es tan antigua como el hombre, pero ahora se la puede diferenciar de otras muchas, lo que facilita al menos la comprensión por parte de la sociedad y una más atinada terapéutica.

De un curso relativamente frecuente, prolongado o crónico, y que genera alta discapacidad, afecta a todas las edades, incluidos los niños y adolescentes. También sabemos que hasta ahora no hay apenas tratamiento convencional que alivie los síntomas, ni mucho menos que resuelva la enfermedad, salvo las soluciones aportadas por la medicina natural.

Las personas con SFC han tropezado reiteradamente con la falta de comprensión de los médicos, acudiendo reiteradamente a las consultas y solicitando nuevas pruebas que demuestren al menos que están tan enfermos como ellos se sienten; pero apenas aparece ningún dato que justifique tal agotamiento crónico, siendo carne de cañón de psicólogos, psiquiatras y fisioterapeutas. El diagnóstico final, si es que llega, es solamente el principio de un nuevo calvario para encontrar un remedio eficaz, pero al menos ya logran el apoyo de los familiares y amigos.

El problema es que se trata de una enfermedad que se diagnostica muy tarde, cuando los síntomas son notorios y la calidad de vida ha disminuido drásticamente. Se cree que solamente un 28% de los enfermos obtuvieron su diagnóstico en poco más de un año desde el comienzo de los síntomas. Del 72% restante un 30% tardó entre 2 y 5 años en recibir el diagnóstico y el otro 42% entre 6 y más de 20 años. A modo de resumen, podemos asegurar que el 38% de la población tardó en obtener el diagnóstico entre 10 y más de 20 años. En estos enfermos hay muchos que tienen entre 10 y 30 años, etapas de la vida que se corresponden con la juventud, lo que indica que en esa época tan crucial de su vida han padecido su enfermedad sin recibir el diagnóstico y tratamiento adecuados a su sintomatología.

Las cifras en relación a la edad en la cual la enfermedad es más intensa son:

- El 37% tiene entre 31 y 40 años
- El 23% entre 51 y 60
- El 20% entre 41 y 50
- El 14% entre 61 y 70
- El 2% entre 21 y 30
- El 2% entre 16 y 20

El tiempo transcurrido desde la aparición de la sintomatología hasta el momento del diagnóstico, es un punto esencialmente importante para establecer un pronóstico para el proceso de recuperación, pues ahora sabemos que cuanto menos tiempo transcurra entre estas dos instancias, mayores son las posibilidades de alcanzar niveles de recuperación más altos. Por el contrario, cuanto más tiempo pase la persona sufriendo los síntomas sin recibir diagnóstico y tratamiento, así aumentará el nivel de cronicidad y la consolidación de los síntomas.
Si hubiera un diagnóstico precoz, los enfermos se evitarían el sobreesfuerzo al que se ven sometidos para poder ser competitivos en situaciones laborales y sociales a las que no están en condiciones normales de responder como lo hacían antes de la enfermedad. En estos casos es frecuente que sean tachados de

vagos, débiles de carácter o despreocupados, cuando realmente solamente están enfermos. Y en esta apreciación los médicos también son culpables, pues una encuesta demostró que el 82% de los enfermos no se sentían ayudados por su médico habitual, ni mucho menos comprendidos.

La causa de este desinterés hacia el paciente es que los médicos no cuentan con información actualizada y manejan viejos conceptos, lo que incluye el desconocimiento de los criterios para un buen diagnóstico según los dictados de la OMS. Esto comprende una inadecuada anamnesis (chequeo verbal) y el tener en cuenta la historia de los síntomas relatados por el paciente.

Al tratarse de una enfermedad no diagnosticada hasta hace pocos años, los médicos no cuentan con el suficiente conocimiento y comprensión de la enfermedad, confundiendo síntomas, fases o brotes, cronicidad y recurrencia de los síntomas, lo mismo que las últimas terapias. Por supuesto, el desconocimiento les lleva a no ser conscientes del fuerte impacto emocional que la enfermedad causa en el paciente y su entorno.

Diagnóstico

Diagnosticar el síndrome de fatiga crónica es complicado por diferentes factores:

1. No hay ninguna prueba de laboratorio o exploración física concluyente.
2. Los síntomas son comunes a muchas otras enfermedades.
3. Es una enfermedad sin signos y muchos pacientes no parecen enfermos externamente, salvo por sus manifestaciones.
4. La enfermedad tiene una secuencia de remisión parcial y recaída.
5. Dos pacientes con la misma enfermedad no padecen síntomas iguales.

Estos factores han contribuido inicialmente a una bajísima cifra confirmada de personas afectadas, e inicialmente sobre cuatro millones de americanos enfermos solamente a un 20% se les diagnosticó sin problemas.

Diagnóstico diferencial

El síndrome de fatiga crónica puede asemejarse a muchas otras enfermedades, incluyendo mononucleosis, enfermedad de Lyme (infección con síntomas parecidos a una gripe), lupus, esclerosis múltiple, fibromialgia, trastornos del sueño, obesidad severa, y a trastornos depresivos importantes. Muchos medicamentos también causan efectos secundarios similares a una SFC.

Otras enfermedades que pueden causar síntomas similares son el **hipotiroidismo**, apnea, narcolepsia, desórdenes afectivos bipolares, esquizofrenia, desnutrición, enfermedades hepáticas, enfermedades autoinmunes, enfermedad de Cushing, infecciones severas, abuso del alcohol u otras drogas.

Puesto que la enfermedad puede asemejarse a muchas otras patologías, es importante no auto diagnosticarse, pues es bastante frecuente que la gente asuma equivocadamente que padece la enfermedad y que presione al médico en este sentido.

Es también importante no retrasar el diagnóstico certero para poder instaurar algún tipo de tratamiento, pues así se aumentan las esperanzas de mejoría.

Una vez establecido el diagnóstico, y para evaluar el nivel de recuperación, hay que tener en cuenta los siguientes niveles de análisis:

• Edad en la que se desencadenó la enfermedad.
• Tiempo que transcurrió entre la aparición de la sintomatología y el momento del diagnóstico y tratamiento.
• Fase de la enfermedad en la que se encuentra: diagnóstico incierto, crisis, fase crónica, crisis emocional o de integración en la sociedad...

• Atención médica disponible y ayuda social.

Síntomas físicos por orden de importancia y frecuencia:

1. Fatiga extrema
2. Agotamiento intenso después de un ejercicio físico leve
3. Malestar general
4. Dolor en las articulaciones
5. Dolor muscular
6. Diarrea o estreñimiento
7. Sensibilidad a los cambios climáticos
8. Disminución de la libido
9. Sudores nocturnos
10. Febrícula 37,5- 38º
11. Sensación de presión en la base del cráneo
12. Escalofríos
13. Cambios significativos en el peso
14. Presión sanguínea baja
15. Manos y pies fríos
16. Palpitaciones
17. Pérdida del cabello
18. Fatiga respiratoria
19. Dolor abdominal
20. Trastornos del ritmo cardiaco
21. Dolor crónico de garganta
22. Frecuencia urinaria intensa
23. Infecciones de repetición
24. Náuseas
25. Sequedad de ojos y boca
26. Dermatitis
27. Dismenorrea
28. Ganglios linfáticos aumentados y dolorosos
29. Rinitis o sinusitis

Puesto que los síntomas relativos al SNC (Sistema Nervioso Central) son los más importantes para aquellas personas que están inmersas en una vida social y laboral activa, debemos tenerlos especialmente en cuenta.

Síndrome seco

Dentro de los trastornos autoinmunes asociados al SFC destaca la existencia del síndrome seco (SS), unido a otros problemas menos comunes como fibromialgia, síndrome miofascial (dolor en la fascia muscular), tendinopatías (dolor en los tendones) y disfunción neurovegetativa.

El SS se percibe por la presencia de xerostomía (sequedad de boca) y xeroftalmía (sequedad ocular), este último manifestándose con escozor ocular, sensación de arenilla en los párpados y conjuntivitis de repetición. Así mismo, dicho SS también ocasionará sequedad faríngea y traqueal, siendo uno de los elementos implicados en la presencia de tos crónica que refieren estos pacientes. La sequedad vaginal, que condicionará una dificultad en las relaciones sexuales, será otro elemento que alterará gravemente la relación social en las mujeres, junto con la disminución de la libido, la intolerancia al ejercicio físico y la hipersensibilidad al tacto.

Es importante resaltar que una gran cantidad de fármacos también pueden ser los causantes de este mal, al que muchos médicos se refieren erróneamente como Síndrome de Sjögren que tiene unos síntomas propios. La enfermedad puede afectar otras partes del cuerpo, incluyendo la piel (piel seca y sarpullidos), articulaciones (dolor), pulmones (neumonía), riñones, vasos sanguíneos (venas y arterias), y el sistema nervioso. Otros síntomas incluyen:

- Problemas con la glándula tiroides
- Dolor en los músculos
- Adormecimiento y cosquilleo en las piernas y brazos
- Fatiga intensa que puede interferir seriamente con la vida diaria.

21

Como vemos, muchos de los síntomas corresponden al SFC, pero se trata de dos enfermedades diferentes, aunque ambas comparten algunos de los síntomas.

El tratamiento incluye una correcta hidratación y aunque existe saliva artificial disponible en farmacias, no es bien tolerada, lo mismo que la aplicación diaria de lágrimas artificiales. Se recomienda especialmente el aceite de Onagra (6 perlas al día) y el NatriumMuriaticum (4CH) de Homeopatía.

Trastornos neurológicos más importantes en el SFC por orden de frecuencia:

1. Trastornos del sueño
2. Dolor de cabeza
3. Entumecimiento, hormigueos
4. Disminución de la agudeza visual y neblina
5. Zumbidos de oídos
6. Dolor de cabeza
7. Pérdida del equilibrio
8. Intolerancia al alcohol
9. Intolerancia a la luz intensa
10. Pesadillas
11. Dificultad para mover la lengua
12. Oscurecimiento súbito y pasajero de la visión
13. Lipotimias

Casi un 90% de la población encuestada sufre o ha sufrido trastornos del sueño, con insomnios injustificados y la aparición de pesadillas que antes nunca se habían dado. El 70% refiere dolor de cabeza frecuente que anteriormente no había padecido.

También son importantes los trastornos cognitivos, especialmente aquellos relacionados con el aprendizaje y la capacidad de trabajo, generando serias dificultades para alcanzar los niveles aceptables o normales de eficiencia para mantenerse en un empleo y/o aprobar exámenes. Estas manifestaciones suelen ser tenidas en cuenta en los jóvenes, pero minimizadas en las personas mayores de 50 años, a quienes se les recuerda reiteradamente que la edad pasa factura hasta en el intelecto, lo que no es cierto.

Trastornos psicológicos padecidos entre un 75 y 85% de la población afectada de SFC:

1. Trastornos de la atención y de la memoria
2. Capacidad para pensar con claridad
3. Ansiedad
4. Angustia
5. Hipersensibilidad emocional
6. Irritabilidad
7. Tristeza
8. Depresión
9. Cambios de humor
10. Reacciones exageradas ante hechos poco importantes
11. Ataques de pánico
12. Cambios notorios de personalidad
13. Delirios, alucinaciones.

A partir del momento en que un paciente recibe el diagnóstico sobre su enfermedad hay una mayor incidencia de los estados de ansiedad, dependiendo básicamente de sus circunstancias laborales. El 86% de los enfermos trabajaban antes de padecer la enfermedad, bajando al 72% cuando los síntomas eran ya crónicos. Lo que no sabemos es si el grupo de personas que siguieron trabajando lo hicieron bajo las mismas condiciones, misma actividad, con la misma cantidad de horas de trabajo diario, etc., de manera continuada o mediando periodos de baja laboral por enfermedad y/o desempleo.

Actividades laborales de los enfermos

No parece que el trabajo efectuado tenga una relación directa sobre el origen de la enfermedad, pero el hecho de que los grupos más afectados sean las amas de casa y los que ejercen trabajos de venta, podría ser tenido en cuenta.

Por grupos más afectados, ésta es la relación:

1. Ama de casa
2. Ventas y comerciales
3. Profesores
4. Administrativos
5. Psicólogos
6. Licenciados diversos
7. Decoradores y diseñadores de interiores
8. Estudiantes
9. Empleados de banca
10. Personal de guarderías

Uno de los problemas (¿) es que el aspecto físico de los enfermos es normal, siendo una de las razones por la cual el 40% de la población encuestada no recibe inicialmente apoyo emocional ni físico de sus familiares y amigos. Sus síntomas no son observables ni se pueden medir, y no presentan una evidencia externa que dé cuenta del sufrimiento y despierten por ello compasión en los demás. Además, al tratarse de una enfermedad diagnosticada hace pocos años, no existe una conciencia social hacia estos enfermos. Laboralmente es difícil para un empresario admitir que su empleado se muestre cansado todos los días y que cause baja con frecuencia, especialmente porque su aspecto externo nada dice de su enfermedad. Esto dificulta que el enfermo reciba de su médico la oportuna baja laboral que le permita dedicarse todo el día a mejorar su enfermedad, con lo cual tampoco podrá reinsertarse a medio plazo a su trabajo. La solución que adoptan muchos enfermos es la de ocultar su enfermedad, ya que incluso entre los familiares hay cierto escepticismo a considerarles enfermos de gravedad. Sabemos que al menos un 41% de los enfermos ocultan su enfermedad en el trabajo y que un 23% lo hacen hacia sus familiares, al menos en los primeros meses de las crisis.

La falta de entendimiento entre los diferentes médicos hace que a la hora de valorar la enfermedad y las consecuencias que se derivan del estado físico, con el fin de otorgar la incapacidad laboral para los seguros de enfermedad o subsidio, los criterios sean muy dispares. Es muy frecuente que enfermos con síntomas similares reciban ayudas estatales desde los primeros brotes de la enfermedad, mientras que otros recorren un calvario de médico a médico hasta encontrar uno que conozca adecuadamente los síntomas por haberlo tratado con anterioridad.

En resumen, estos son los síntomas más claros para poder diagnosticar el Síndrome de Fatiga Crónica:

Síntomas imprescindibles:

• Presencia de fatiga crónica severa durante 6 meses o más, con la exclusión de otras patologías médicas conocidas por diagnóstico diferencial.
• Reducción del 50 % del rendimiento habitual, tanto físico como intelectual.

Síntomas menores:

Aparición simultánea de 4 o más de los siguientes síntomas, en forma persistente y con recaídas durante por lo menos 6 meses consecutivos:
  • Falta de concentración y pérdida de la memoria inmediata
  • Dolor de garganta
  • Inflamación de los nódulos linfáticos
  • Dolores musculares
  • Dolores articulares sin hinchazón ni enrojecimientos
  • Cefaleas de un nuevo tipo o severidad
  • Trastornos del sueño

- Malestar después de un esfuerzo que dura más de 24 horas.
-

Otros síntomas:

- Fatiga inducida por un esfuerzo mínimo (físico o mental) en pacientes con previa tolerancia al esfuerzo.
- Empeoramiento de la memoria a corto plazo y pérdida del poder de concentración, generalmente unida a otros trastornos neurológicos y psicológicos como debilidad emocional, disfasia (trastorno en el lenguaje), trastornos en el sueño, desequilibrio y zumbidos de oídos.
- Oscilación de síntomas, generalmente precipitados por ejercicio físico o mental.
- Estos síntomas deben presentarse al menos durante 6 meses y deben ser continuos.

Disturbios del sueño

La mayoría de pacientes del SFC experimentan ciertas disfunciones del sueño y las quejas comunes incluyen la dificultad para dormirse, somnolencia diurna, despertar frecuente, pesadillas intensas y calambres nocturnos. También relatan que la calidad del sueño ha empeorado desde que enfermaron.

Estos pacientes deben efectuar terapias encaminadas a mejorar la calidad del sueño, como establecer un horario rutinario para acostarse, evitar planificar en la cama, incorporar un período de respiraciones suaves que se realizarán solamente en el momento de acostarse, hacer el amor, leer, programar una hora concreta para despertarse, controlar el ruido, la luz y la temperatura, y evitar la cafeína, el alcohol y el tabaco. Tampoco deben realizar ejercicio intenso al menos cuatro horas antes de acostarse.

Los desórdenes del sueño como apnea y narcolepsia no son dependientes del SFC, y la mayoría de la gente con estas alteraciones responde a la terapia. Cuando todo falla, es el momento de emplear plantas medicinales que mejorarán la calidad del sueño.

Causas posibles

La causa o las causas del SFC siguen siendo desconocidas, a pesar del interés que existe para poder poner un tratamiento eficaz. Cuando se cree que ya está identificada la causa en un paciente, en el siguiente no ocurre lo mismo, y la búsqueda debe comenzar. Por ello, hay que asumir que las causas posibles que ahora se enumeran no son aplicables a todos los enfermos, aunque pueden servir como base para definir la etiología de la enfermedad. Entre las causas más admitidas están las infecciones víricas, el estrés y toxinas traumáticas transitorias.

Causas infecciosas

Debido en parte a su semejanza con la mononucleosis crónica, se pensó inicialmente que el SFC pudiera estar causado por una infección vírica, probablemente el virus de Epstein-Barr (EBV). Ahora, sin embargo, sabemos que el SFC no puede estar causado exclusivamente por el EBV ni por ningún otro agente infeccioso reconocido, ya que no se ha establecido ninguna asociación entre una infección y la enfermedad. Tampoco se le encontró ninguna relación con ciertos patógenos humanos como EBV, retrovirus humanos, virus del herpes, enterovirus, sarampión, cándida albicans, y más recientemente con bornavirus y mycoplasma. Analizados juntos los síntomas y la presencia en sangre de bacterias, los estudios no demostraron ninguna relación con el SFC. Sin embargo, aún queda la posibilidad de que se trate de una bacteria desconocida o una mutación vírica, e incluso del efecto secundario de una vacuna.

Inmunología

Se ha definido a este síndrome como una enfermedad autoinmune o una disfunción inmunológica, por ejemplo una producción inadecuada de citoquines (proteínas segregadas por leucocitos), tales como interleukin-1, o una capacidad alterada de ciertas funciones inmunes. Pero una cosa es cierta en este asunto: no hay desórdenes inmunes en pacientes del SFC. Algunos investigadores han observado que ciertos anticuerpos parecen atacar al paciente, pero nunca se ha descrito ningún daño asociado en los tejidos corporales, tal y como ocurre con las verdaderas enfermedades autoinmunes. Las infecciones oportunistas o el riesgo creciente de padecer cáncer observado en personas con enfermedades de inmunodeficiencia no se observan en el SFC.

Varios investigadores han encontrado una disminución del número de células asesinas naturales o al menos han visto disminuida su actividad. Estas células (NK en inglés) atacan las células tumorales y las infectadas por virus de igual forma que los linfocitos. Pero mientras que cada linfocito sólo puede reconocer y atacar células infectadas por un virus específico, las células asesinas naturales pueden atacar una mayor variedad.

Igualmente, se han empleado marcadores de las células T para establecer una comparación con las personas sanas, pero los investigadores tampoco han encontrado una constante en los pacientes.

Una hipótesis interesante es que hay ciertas patologías como estrés o infección vírica, que pueden conducir a un aumento de los citoquines y al SFC. La administración de algunas de estas células en dosis terapéuticas sabemos que causa fatiga, pero no se ha identificado ningún patrón característico en pacientes del SFC. Además, algunos investigadores han observado la mejoría clínica en pacientes con altos niveles continuados de citoquines, sin una relación causal. Finalmente, varios estudios han demostrado que los pacientes del SFC son más propensos a padecer alergias que otras personas, lo que nos lleva a creer que los alérgicos tienen cierta predisposición hacia el SFC, aunque no es la única causa, puesto que no todos los pacientes del SFC la tienen.

Glándulas endocrinas

Algunos estudios han sugerido que el sistema nervioso central puede tener un papel importante en el SFC. La tensión física o emocional, que se divulga comúnmente como desencadenante en pacientes del SFC, activa el eje suprarrenal, hipotalámico y pituitario(SHP), conduciendo a la secreción creciente de cortisol (cortisona) y de otras hormonas. Las hormonas corticosteroides que también se producen durante la activación del eje SHP, influencian el sistema inmune y muchos otros sistemas del cuerpo, pudiendo afectar varios aspectos del comportamiento.

Estudios recientes revelaron que existen niveles alterados hormonales en pacientes aquejados del SFC y en personas con fibromialgia. La cortisona suprime la inflamación pero también la respuesta inmune celular, y niveles reducidos pueden no ser suficientes para evitar la inflamación, pero adecuados para impedir la eficacia del sistema defensivo. Cuando se efectúan pruebas de laboratorio y se encuentran niveles suavemente alterados de corticoides apenas se les da importancia, pero estas cifras que serían normales en una persona sana, quizá sean suficientes para desencadenar el SFC. Por lo tanto, los niveles medios de cortisonas no se pueden utilizar como prueba diagnóstica en las personas con SFC.

Hipotensión

Indudablemente una hipotensión cursa con agotamiento extremo y síntomas alterados en el psiquismo, circunstancias ambas descritas en el SFC. Una prueba para evaluar cómo les afecta la bajada de tensión a estos enfermos consistió en ponerles horizontalmente en una tabla y después inclinarla 70 grados hacia la cabeza durante 45 minutos mientras se supervisaba la presión arterial y el ritmo cardíaco. Las personas sanas acusan siempre una bajada de la presión arterial y sus síntomas característicos, tales como mareo, visión alterada, o una respuesta lenta a los estímulos verbales.

La mayoría de los pacientes del SFC experimentaron también mareo y fatiga de modo más intenso, especialmente en lugares agobiantes, del mismo modo que lo perciben cuando se sumergen en un baño caliente. Los experimentos demostraron finalmente que el 96% de los adultos con una diagnosis clínica de SFC desarrollaron hipotensión durante la prueba de la tabla de la inclinación, comparada con el 29% de las personas sanas. Ello les llevó a emplear medicamentos hipertensores en los enfermos, aunque no todos reaccionaron favorablemente.

Deficiencia alimenticia

Aunque no hay pruebas consolidadas de que en esta enfermedad exista alguna deficiencia nutritiva, muchos pacientes divulgan intolerancia hacia determinadas sustancias, tales como alcohol o el aspartamo (edulcorante artificial). Lo que sí se demostró que una dieta equilibrada y saludable mejoraba el estado general de los enfermos, así como los complementos nutritivos y vitamínicos.

Diversos estudios

No se ha detectado un único agente infeccioso en el SFC ni tampoco la posibilidad de que se trate de una enfermedad contagiosa, aunque algunas personas la desarrollan inmediatamente después de una infección. Por ejemplo, aproximadamente el 10% de los enfermos son sensibles a un flavivirus (producen *dengue* y *fiebre amarilla*), pero no hay apenas datos concluyentes.

El *dengue* es una enfermedad infecciosa transmitida por mosquitos procedente de áreas tropicales, cuya incidencia ha aumentado sensiblemente en occidente a causa del intercambio entre inmigrantes y nativos. Se caracteriza por fiebre y dolor intenso en las articulaciones y músculos, inflamación de los ganglios linfáticos y erupción ocasional de la piel.

Se han encontrado alteraciones en el sistema nervioso autónomo que podrían explicar algunos síntomas de la enfermedad, entre ellos la intolerancia para permanecer en pie o las lipotimias por cambio brusco postural. Varios investigadores han evaluado la asociación entre ambas patologías, pero siempre se han encontrado con respuestas diferentes según la edad y el uso de medicación adicional.

Aunque se encontró que el 50% y el 85% de los pacientes con SFC acusaban dificultades crónicas en la memoria y la concentración, no pudo ser relacionado con la enfermedad, aunque sí aparecía cierta fatiga mental. Un estudio evaluó la relación entre la fatiga mental y la función cognoscitiva en 43 personas con SFC comparados con 53 personas sanas durante 2 días.

Lo primero que se hizo fue definir el concepto de fatiga mental, usando para ello una escala determinada denominada MFI (escala de Krupp), y la función cognoscitiva evaluada por medio de unas pruebas neuropsíquicas de Cambridge, pero no se encontraron diferencias significativas entre personas sanas y las afectadas por el SFC. Sin embargo, los enfermos acusaban peores resultados en cuanto a la fatiga intelectual, especialmente en cuanto al comienzo de los fallos ante un esfuerzo continuado y repetitivo. Finalmente, se desechó cualquier patología mental asociada a la enfermedad, pues era similar a la que acusan la mayoría de los enfermos debilitados.

Escala de Intensidad de Fatiga

La Escala de Intensidad de Fatiga fue diseñada por Krupp y Cols para la valoración de este síntoma en neurología. Los principales estudios se han llevado a cabo en pacientes con esclerosis múltiple, lupus eritematoso sistémico, poliomielitis y en enfermedades diversas como trastornos del sueño.

Realmente consta en origen de 28 preguntas (ítems) que aquí se han resumido en 9, con respuesta tipo Likert con 5 posibilidades, de intensidad creciente y que puntúan entre 0 y 4. El total es la suma de todos los ítems.

motivación se reduce cuando estoy fatiga

ejercicio me produce fatiga.

fatigo fácilmente.

fatiga interfiere en mi actividad física.

fatiga me produce con frecuencia proble...

fatiga me impide hacer ejercicio físico
nuado.

fatiga interfiere en el desempeño de algu...
aciones y responsabilidades.

fatiga es uno de mis tres síntomas que m...
icapacitan.

fatiga interfiere en mi trabajo, familia o ...
l.

Para evaluarlo se hace siguiendo esta escala:

T.A.= totalmente de acuerdo. (4 puntos)
A.= de acuerdo en ciertos aspectos. (3 puntos)
I.= indeciso. (2 puntos)
D.= en desacuerdo en ciertos aspectos. (1 punto)
T. D. = totalmente en desacuerdo. (0 puntos)

Puesto que la máxima puntuación puede ser de 39 puntos, cuanto más se acerque a esa cifra mayor afectación le causa la fatiga en la vida de esa persona.

Disfunción cognoscitiva

La relajación y las ayudas para ejercitar la memoria se basan en la meditación, así como en métodos para organizar y planificar las actividades habituales. Se puede estimular la mente mediante rompecabezas, sudokus, juegos de letras, juegos de tarjeta y otras actividades, sin olvidar la expresión artística y la pura observación numérica y clasificatoria del entorno.
Hay que tener cuidado con los estimulantes que se prescriben para los problemas cognoscitivos como el Piracetam. Los estimulantes suaves (cafeína, vincamina, glutamina, taurina,

ginseng...) pueden ser provechosos para algunos pacientes, pero estimulantes más fuertes pueden precipitar las recaídas.

Tratamiento convencional

Dado que no se conocen aún tratamientos específicos para esta enfermedad, la medicina convencional ofrece opciones terapéuticas sintomáticas o de soporte. Lo que se pretende es que el enfermo crea que está bajo tratamiento, pues de no existir una medicación recetada el desaliento sería total y agudizaría la enfermedad. Sin embargo, la efectividad sintomática de las distintas modalidades terapéuticas propuestas por la medicina química no es demasiado alta y en ningún caso se ha demostrado que modifiquen el curso natural de la enfermedad en los casos evaluados. Las estadísticas relacionadas con el alivio mediante la terapia convencional son deprimentes y apenas nos habla de un 10% de pacientes que confiesan sentirse muy aliviados, mientras que un 12% manifiestan no sentir ninguna mejora, un 14% logra alivios temporales, y un 60% solamente referidos a horas de remisión de los síntomas.

Podríamos simplificar esta encuesta diciendo que el 91% de la población tratada por la medicina química encontró alivio temporal en un 34% de los casos, mientras que el 66% reconoció en su ambiente familiar (no en el interrogatorio médico) no encontrar ninguna mejoría significativa. Este dato en las estadísticas es muy significativo, pues cuando se evalúan delante del médico los resultados de una terapia que debe aliviar el dolor y mejorar la biomecánica corporal las cifras siempre son optimistas, lo contrario a cuando se realiza delante de un medio de comunicación social o la propia familia.

Ello nos indica que la gente tiene cierto miedo a confesar a su médico lo ineficaz de la terapia, más que nada por no contrariarle al pensar que se puede volver hostil hacia él. Ni el hospital, ni la consulta médica son por ello los lugares más adecuados para preguntar al paciente sobre cómo se siente con el tratamiento impuesto (al menos en enfermedades con el SFC), mucho menos cuando el enfermo está sólo. Sin embargo, la mayoría de las encuestas se realizan de este modo, lo que deja sin lugar a dudas su poca validez cuando se trata de síntomas subjetivos, solamente percibidos por el paciente.

Reiterando en esta cuestión, debemos alertar en que no solamente existe la posibilidad de que se desarrolle una animadversión hacia el paciente cuando la terapia no da resultado, sino que en el caso contrario, cuando la afinidad entre paciente y médico es muy alta, así como la confianza y empatía, los interrogatorios tampoco son fiables. En este caso no se quiere disgustar al amable médico que tanto interés está poniendo en nosotros, motivo por el cual se exageran los beneficios de la terapia.

El tratamiento debe ir dirigido hacia los siguientes objetivos:

• Reducir los niveles de fatiga y el agotamiento extremo.
• Disminuir la incidencia de síntomas neurológicos y cognitivos.
• Aliviar el grado de dolor.
• Mejorar los niveles de actividad especialmente laboral.
• Aliviar los efectos y consecuencias que la enfermedad provoca en el ritmo y estilo de vida del paciente y de su entorno.
• Elaborar estrategias que permitan vivir mejor con la enfermedad y reducir los niveles de discapacidad.

Así mismo, es de vital importancia comprender que esta enfermedad tiene en cada caso una forma de expresión particular en cuanto a sintomatología, dependiente de la predisposición genética del paciente. No existen síntomas únicos que se puedan generalizar a todos los casos, ya que algunos pacientes presentan mayor incidencia de síntomas relacionados con el sistema nervioso central, otros con el sistema inmunológico, y algunos con el sistema endocrino.
Afortunadamente, la unión entre el paso del tiempo y el tratamiento pertinente en cada caso, permite que los síntomas más

intensos se vayan atenuando a pesar de su persistencia y alternancia.

Tratamiento sintomático

Los enfermos de SFC presentan diversos síntomas cuya severidad e intensidad varían considerablemente. Los médicos deberían preguntar a los pacientes sobre cuáles de los síntomas son los más quebrantadores del estado general y cuáles aquellos que le impiden realizar las labores cotidianas, sean laborales o sociales. Esto permitiría establecer un plan de emergencia, evitando así un tratamiento con demasiados fármacos. La prioridad del tratamiento debe ser la que el paciente demande, actuando sobre los síntomas más problemáticos, pero solamente después de excluir nuevas y futuras complicaciones que se deberían evitar.

Los síntomas primarios pueden incluir problemas del sueño, dolor muscular y articular, disfunción cognoscitiva (mental), fatiga, dolores de cabeza y garganta dolorida. Las molestias gastrointestinales, la inestabilidad *ortostática* (permanecer en pie), la depresión y las alergias también son frecuentes en muchos pacientes e indican la agresividad de los síntomas y el quebrantamiento general.

El dolor del SFC se declara en casi todos los músculos (descrito a veces como "dolor profundo") y en las articulaciones (artralgias). Los pacientes suelen quejarse igualmente de dolores de cabeza (típicamente como una presión craneal) y de *alodinia*, algo que se podría definir como dolor quemante o sensibilidad exagerada al roce o el contacto.

La mayoría de la terapia contra el dolor está dirigida al uso de analgésicos comunes como paracetamol, aspirina o ibuprofeno. Una terapia adicional suele ser competencia de especialistas en el dolor, aunque el problema es cuando se manifiesta durante todo el día.

Respecto a los efectos secundarios propios de estos medicamentos, y que el médico debe valorar para no añadir nuevos problemas de salud, tenemos:

Paracetamol, daños hepáticos en tratamientos prolongados.Ligera hipotensión y gastralgias (malestar de estómago) en dosis normales. La dosis máxima por día es de cuatro gramos repartida en 4 tomas, estimándose que dosis mayores no son más eficaces para disminuir el dolor.

Aspirina, corrosión en la mucosa gástrica, hemorragias por disminución del índice de coagulación, hipotensión, hematuria (sangre en la orina), diarreas, sensación de desmayo, sofocos, aumento de sudor y de la sed, alergia, movimientos incontrolables de aleteo de las manos y problemas de la visión. No se debe mezclar con otros analgésicos.

Ibuprofeno, al igual que la aspirina, los efectos secundarios más notorios son úlceras gastroduodenales incluso con perforación, problemas que pueden desarrollarse en cualquier momento durante el tratamiento, presentarse sin síntomas previos y causar la muerte. El riesgo aumenta con el tiempo, la edad y el consumo de alcohol

Recomendaciones sobre las terapias farmacológicas

La terapia farmacológica está dirigida hacia el control de los síntomas específicos experimentados por cada paciente en concreto. Esta individualidad es la razón por la cual hay terapias que parecen contradictorias según el médico y el propio paciente, prescribiéndose sedantes en algunas ocasiones y estimulantes en otras.

Muchos pacientes son sensibles a los medicamentos, generalizándose un pernicioso efecto sedativo que degenera en una fuerte depresión y debilidad. Parece ser que los beneficios de estas terapias se pueden lograr empleando dosis menores que las habituales, lo que quizá nos lleva a pensar que el efecto placebo es muy importante. En este aspecto recordamos que un paciente que no recibe medicación se considera desvalido y desatendido, incluso aunque su médico le insista en que no hay nada que le pueda ayudar.

Por eso, emplear dosis muy bajas y, muy especialmente, productos naturales, le suele aliviar la enfermedad de forma notoria sin necesidad de correr el riesgo de crear enfermedades iatrogénicas (las generadas por la medicación). Teniendo en cuenta que todos los medicamentos tienen efectos secundarios conocidos y otros muchos imprevisibles, es imperativo no utilizar varios fármacos simultáneamente que terminarían por agudizar incluso aún más los síntomas. Llegado a este punto, será muy difícil diferenciar lo que es un efecto secundario a la propia evolución de la enfermedad.

Algunas drogas actúan en diferentes partes del cuerpo y originan efectos múltiples. Por ejemplo, los antidepresivos tricíclicos (amitriptilinas) pueden mejorar el humor, pero también en ocasiones agudizan el sueño y el estupor en horas diurnas. Si ese paciente está tomando dos o más medicamentos para aliviar los síntomas, resultaría imposible saber cuál de ellos es el causante de los efectos secundarios no deseados, ya que las interacciones entre fármacos son imposibles de prever y dilucidar. Además, el efecto de muchos medicamentos disminuye con el uso frecuente, del mismo modo que una persona drogada acusa al poco tiempo tolerancia hacia la droga, necesitando más dosis para lograr el mismo efecto. Con el paso de los días, y ante la perseverancia del dolor y la fatiga extrema, el enfermo entra en una dependencia medicamentosa, creyendo que si no la toma diariamente su enfermedad se hará aún más insoportable. Llegado este caso, podríamos asegurar que desayunan ya con los fármacos, más que con los alimentos.

Puesto que no hay curación química para el SFC, el tratamiento debe ponerse con absoluta sinceridad, admitiendo su posible ineficacia, pero sin quitar la esperanza de una curación al menos parcial. El desaliento puede conducir a una agudización de los síntomas, necesitándose entonces la ayuda de un psicoterapeuta.

Los cambios en la forma de vida, incluyendo la prevención del esfuerzo excesivo, reducir la tensión emocional, los cambios en la dieta, el estiramiento muscular relajante mediante la práctica del Stretching o Pilates, y los suplementos dietéticos, se deberían emplear con más insistencia que la propia medicación para tratar los problemas del sueño, el dolor y otros síntomas específicos.

La terapia física cuidadosamente supervisada puede también ser parte del tratamiento para el SFC. Sin embargo, los síntomas se pueden exacerbar por actividad física excesivamente intensa o por recomendar un deporte inadecuado.

Un conocimiento profundo de las diferentes actividades físicas disponibles, incluso aquellas efectuadas en gimnasios privados, implica que el médico sea experto en los temas de preparación física, lo que no es habitual. Recomendar, por tanto, una actividad deportiva basada en criterios antiguos, llevaría al médico inexperto a sugerir deportes como la natación o simplemente andar, en la creencia de que lo importante es que el paciente se mueva.

Primero habría que distinguir entre acondicionamiento físico, deporte y mantenimiento orgánico mediante el ejercicio físico, conocimientos que la mayoría de los médicos no poseen. Para clarificar un poco lo que un enfermo afectado de SFC puede y debe hacer, he aquí algunas explicaciones relativas al entrenamiento físico:

Deportes competitivos:
Los más habituales son el fútbol, tenis, baloncesto y atletismo en general. Ninguno de ellos es adecuado para estos enfermos, puesto que la finalidad de un deporte es competir, ganar, algo muy alejado de lo que se pretende física y anímicamente en estos casos.

Deportes no competitivos:
Buceo, natación o escalada, e incluso las artes marciales, en los cuales no hay necesidad de ganar a ningún rival, salvo la satisfacción de lograr una meta marcada. Tampoco son adecuados

en la primera fase del entrenamiento, ya que las personas se exigen mucho así mismas.

Actividades de mejora física:
Se suelen impartir en los gimnasios e incluyen el fitness, culturismo, Pilates, taichí, yoga, etc. Cualquiera de ellas puede ser recomendable, aunque los enfermos deberán estar muy vigilados para que no se sobreesfuercen demasiado.

Actividades físicas recreativas:
Danza, aeróbic. No son recomendables.

Actividades físicas terapéuticas:
Stretching, quiromasajes, osteopatía, musculación pasiva con máquinas eléctricas, etc. Cualquiera de ellas es adecuada, e incluso complementadas con alguna actividad de mejora física.

Indudablemente la edad y lo afectado que esté por la enfermedad condicionará el tipo de entrenamiento físico adecuado, por lo que al final será el propio enfermo quien determine la actividad física que mejor puede realizar. Lo importante es que se encuentre a gusto y que no demore demasiado la terapia física, por lo que es importante que el diagnóstico se efectúe cuanto antes para evitar encontrarnos ya con una atrofia muscular que impida realizar ni siquiera las actividades cotidianas básicas.

Como dato, las investigaciones han demostrado que los enfermos de SFC que padecen la enfermedad hace dos o menos años tienen más probabilidades de mejorar que los más antiguos. No se sabe si la terapia física y medicamentosa precoz es la responsable; pero lo que sí sabemos es que cuanto más tiempo se tarde en diagnosticar y poner algún tipo de tratamiento, menos posibilidades hay de lograr una mejora.

Tratamiento de la fatiga

Cuando un paciente con SFC presenta sensación de fatiga intensa, es importante averiguar si se trata de un mal secundario, no ocasionado esencialmente por la enfermedad. El sedentarismo que el enfermo adopta desde las primeras fases de la enfermedad ocasiona un debilitamiento muscular intenso, lo que no hubiese ocurrido si se hubiera impuesto una disciplina diaria con una mínima actividad física. Esto se denominaría como fatiga secundaria, aquella que no está ocasionada por la enfermedad. Sería como la osteoporosis femenina no dependiente de la producción de estrógenos, generada solamente por una pérdida paulatina de la actividad física, con pocos paseos diarios y con una extrema lentitud para realizar las actividades cotidianas.

Fatiga secundaria

Además de las causas puramente físicas que hemos mencionado relativas a la aparición de una fatiga secundaria, podemos encontrarnos con otras causas:

1. *Infecciones agudas o crónicas*. En este grupo de pacientes, uno de los focos de infección más frecuente es el urinario, pues la fatiga extrema ocasiona retener la orina en situaciones de extrema debilidad, ya que acudir al servicio supone un esfuerzo. Cuando están sentados en un cómodo sofá, o acostados en la cama, o cuando la fatiga es tan intensa que solamente quieren recuperar fuerzas, levantarse para orinar no parece imperioso. En ocasiones, el paciente presenta cierto grado de retención urinaria, no especialmente molesta, retrasando la evacuación para más tarde, lo que ocasionará infecciones de orina.

2. *Asma o insuficiencia respiratoria*. Por desgracia, y tal como asegura el refrán, las desgracias nunca vienen solas, siendo frecuente que coincida el SFC con un asma crónica o alergia primaveral. En estos casos, la insuficiencia respiratoria ocasiona el agotamiento muscular temprano por carencia de oxígeno.

3. **Fármacos.** Cualquier medicamento puede ser causante de intensa fatiga muscular, incluso aunque no figure entre los efectos secundarios admitidos por el laboratorio fabricante.

4. **Insuficiencia cardiaca.** La mayoría de las enfermedades del corazón acusan fatiga intensa a causa del déficit circulatorio consecuente.

5. **Insomnio.** Es obvio que si no hay un suficiente y reparador descanso nocturno la persona acuse cierto grado de fatiga diaria, lo que nos lleva a advertir de la inconveniencia de administrar hipnóticos o inductores al sueño, pues la mayoría proporcionan un efecto prolongado que dura más de las ocho horas.

6. **Temperatura ambiental.** Menos valorada es la temperatura ambiental, especialmente las altas temperaturas, los ambientes cerrados y sofocantes en los hogares durante el invierno, así como la humedad y las altas presiones atmosféricas. Todos estos factores no suelen ser tendidos en cuenta, pero recordamos que la enfermedad será mejor llevada en un clima seco y frío, que en otro húmedo y caluroso.

7. **Dolor crónico.** Enfermedades que ocasionen dolor crónico socavan la resistencia física de las personas.

8. **Desmotivación psicológica.** Cuando todo en la persona se vuelve negativo y las esperanzas de curación apenas existen, el psiquismo termina por provocar agotamiento extremo. Si, además, el ambiente familiar y social no es el adecuado, con focos de tensión a su alrededor, el enfermo no tendrá ninguna motivación para luchar y sobrellevar con entereza su enfermedad.

Fármacos relacionados con la presencia de fatiga:

*Analgésicos potentes:*Fentanilo, Tramadol (opiáceos).
Anticomiciales(convulsiones): Ácido valproico, Felbamato, Lamotrigina, Gabapentina.
*Antidepresivos:*Clomipramina, Fluoxetina, Mirtazapina, Paroxetina, Sertralina, Venlafaxina.

Antihipertensivos: Atenolol, Acebutolol, Clonidina, Doxazosina, Nifedipino.
Relajantes musculares: Diazepam, Tizanidina, Dantroleno.
Otros: Interferón, Glipizida.

Existe una graduación según el porcentaje de pacientes que experimentan fatiga con estos fármacos, estimándose que al menos un 50% quedan afectados, y ahora estamos refiriéndonos a enfermos no enfermos de SFC. Si el efecto del medicamento se suma al de la propia enfermedad debilitante, las cifra puede llegar al 90%.

Mejoras en la fatiga primaria

Existen varias opciones para el tratamiento de la fatiga primaria:

1. ***Ejercicio aeróbico moderado practicado en solitario***. Es importante insistir en que los deportes competitivos son negativos, e incluso aquellas actividades físicas que se realicen con grupos de personas sanas. De lo que se trata es de motivar al paciente para que se esfuerce, pero como sus logros nunca podrán equipararse al de las otras personas no enfermas de SFC, lo único que les lleva es al desaliento y el abandono. La práctica del ejercicio diario no debe ser superior a los 15 minutos, un poco más si se trabaja bajo el principio del interval training, esto es, el trabajo a intervalos. La persona realiza un determinado ejercicio hasta que aparecen los síntomas de la fatiga, momento en el cual suspende el movimiento, recupera sus pulsaciones y respiración, volviendo a reanudarlo cuando se siente plenamente recuperada. Este tipo de entrenamiento permite prolongar sustancialmente los minutos dedicados al ejercicio y son muy bien recibidos por el paciente. Evidentemente, el inicio del ejercicio se acompañará de un aumento del grado de fatiga, pero la práctica regular ha puesto de manifiesto de forma clara su efecto beneficioso.

2. **Cambios en el estilo de vida**. No hay una hora más adecuada para realizar el ejercicio, pues hay personas que ya se levantan cansadas y necesitan ciertas horas de acondicionamiento, mientras que otras están en mejor forma justo al atardecer. La siesta puede suponer una ruptura en el ritmo cotidiano, con un despertar negativo desde el punto de vista muscular.

3. **Farmacológico**. Aunque no existe ningún compuesto reconocido que tenga efectividad en la disminución de la fatiga crónica, se están utilizando los mismos que en la esclerosis múltiple, pues hay muchos síntomas coincidentes en ambas enfermedades.

Entre los fármacos empleados destacamos:

a. *Amantadina*: fármaco empleado inicialmente en la enfermedad de parkinson y como antiviral, que ahora se le ha encontrado cierta acción en la liberación de la dopamina y la estimulación en la producción de norepinefrina. Su eficacia es muy modesta y posiblemente limitada en el tiempo.

b. *Pemolina*: Clásico estimulante del SNC que también se ha evaluado sin demasiado éxito. Se emplea para aquellos pacientes que no responden a la amantadina. Las acciones farmacológicas de la pemolina son similares a las anfetaminas e incluyen estimulación sobre el SNC, estimulación respiratoria y débil actividad simpaticomimética. Crea adicción.

c. *3,4-diaminopiridina*: inhibidor de los canales de potasio que aumenta la liberación de la acetilcolina. Parece ser que mejora la fuerza muscular, lo mismo que la inmunoglobulina intravenosa.

d. *Compuestos de cafeína e histamina*: mezcla farmacológica con una eficacia muy modesta a la hora de combatir la fatiga en estos pacientes. En los tratamientos naturales veremos la forma más adecuada de emplear la cafeína.

e.   *Modafinilo:*es conocido por su uso en el campo militar, sobre todo, en la fuerza aérea norteamericana. Fue utilizado como tratamiento de la narcolepsia, pero parece estar dando buenos resultados para combatir la fatiga con dosis muy inferiores a la administrada para la narcolepsia. Se trata de un estimulante moderado del SNC, no anfetamínico, que promueve el despertar y el estado de vigilia. También se lo considera un agente *nootrópico*, es decir, su acción selectiva sobre el cerebro habilitaría un mayor rendimiento de las funciones cognitivas superiores, en particular, la memoria y la atención.

En resumen, la fatiga es el síntoma más preocupante en pacientes con SFC, aunque su presencia no depende exclusivamente del grado de discapacidad que ocasiona la enfermedad, sino de la vida anterior del paciente y del espíritu de lucha con la cual asuma su enfermedad. La imposibilidad para definir un modelo de paciente indica un origen multifactorial de la fatiga, algo que se refleja en el tratamiento médico, pues hasta la fecha los fármacos investigados muestran unos resultados sumamente modestos.

Recuperación del SFC

El SFC afecta a cada uno de forma individual diferente y por eso algunos enfermos evolucionan poco a poco hasta el abandono psicológico, mientras que otros mejoran al punto que pueden reasumir el trabajo y otras actividades, aun cuando continúan experimentando síntomas intensos.
Según los estudios publicados en 2005, entre un 8% y un 63% encontraron una mejora relativa con el tratamiento farmacológico, pero por desgracia solamente un 5% lograron la curación total, o por lo menos la ausencia de síntomas notorios.

Tratamiento natural del SFC

Las razones por las cuales los pacientes de Fatiga Crónica no acuden desde los primeros estados de su enfermedad a los especialistas en Medicina Natural, debemos achacarlo a la incertidumbre en el diagnóstico, ya que los síntomas corresponden a muy diversas enfermedades. Pero una vez confirmado el diagnóstico, es poco comprensible que un enfermo al cual se le ha diagnosticado una enfermedad incapacitante para llevar una vida diaria, y al cual se le ha dicho que la medicina química no tienen apenas soluciones que le alivien, no acuda al benefactor refugio de las medicinas alternativas. Solamente la prepotencia de los representantes de la medicina alópata, empeñados en asegurar al enfermo que únicamente en ellos está el alivio y la curación de las enfermedades, conduce a esta irritante situación. Resulta incomprensible que a un enfermo de SFC se le asegure que su enfermedad es crónica y que no existen soluciones de ningún tipo, en lugar de decirles con humildad que ellos, los médicos tradicionales, no le pueden aportar ninguna solución. Reiteradamente hemos insistido en que no existen "enfermedades crónicas", sino enfermedades no resueltas.

¿Qué puede aportar la Medicina Natural a estos enfermos? Muchas y eficaces soluciones, aunque para lograr resultados consolidados y positivos se requiere que los pacientes depositen la misma confianza que antes depositaron en sus médicos tradicionales…que no lograron curarles. Si a ellos les concedieron años de tratamiento ¿por qué no conceder a un Naturópata al menos varios meses para encontrar un tratamiento adecuado y una solución definitiva a su enfermedad? No obstante, advertimos al enfermo para que no espere un milagro, ni una solución mágica con la cual su enfermedad, su intolerable fatiga, comience a disminuir desde los primeros días de tratamiento. Esto es una utopía que solamente se consigue acudiendo a rezar a la Virgen de Lourdes, siempre que sea creyente en sus milagros.

Así que si usted es uno de estos desesperados enfermos del SFC que ha decidido acudir a la Medicina Natural, no lo haga con la máscara del escepticismo, e incluso atrévase a comunicarlo a su médico, quien seguramente asistirá burlonamente a su ingenua credulidad. Puesto que se trata de su fatigado cuerpo, tiene derecho a luchar por vivir con la misma intensidad y ausencia de dolores que antes.

Terapias alternativas no herbales

Se trataría de las soluciones puramente físicas que debería adoptar un paciente, las cuales pueden ser efectuadas conjuntamente con alguno o varios de los tratamientos naturales recomendados a continuación. Con frecuencia podrían constituir el eje de la terapia, no solamente porque suponen una motivación para que el enfermo tome parte activa en la curación de su enfermedad, sino porque alivian el dolor y evitan la atrofia muscular que, de no corregirse a tiempo, ocasionará una minusvalía física difícil de corregir.

El enfermo tiene que moverse, ya que la inactividad no solamente le agudiza la enfermedad a nivel muscular, sino porque todo el sistema orgánico se resentiría de esa inactividad. Ciertamente los masajistas y fisioterapeutas proporcionan alivio, pero nada puede sustituir a las contracciones musculares generadas por el propio enfermo. Por mucho esfuerzo que cueste moverse, siempre hay músculos que se pueden ejercitar incluso estando sentados. Reiteramos nuestro consejo primordial, y es que el enfermo debe tomar parte activa en su curación, no limitándose a consumir sin más los medicamentos o plantas medicinales que le recetan. Esta pasividad ante la enfermedad impide que, finalmente, sea el propio sistema orgánico quien realice la curación. Acostumbrados como estamos a creer que es el médico quien nos cura con su sabiduría, nos olvidamos de que es nuestro cuerpo el que, ciertamente con ayuda, realiza el milagro final de la curación de nuestro mal.

Terapias físicas

Electroestimuladores

Para aquellos casos muy avanzados de incapacidad, los electroestimuladores musculares podrían suponer una solución inicial bastante válida, ya que no someten al paciente a esfuerzos que le agotarán en demasía.

Su modo de acción es el de producir contracciones o acortamiento muscular, similar al que se origina durante el trabajo físico, aunque sin que la persona deba hacer otra cosa que estar sentado o tumbado. Actúa mediante impulsos TENS (TranscutaneousElectricalStimulationNerve) sobre las terminaciones nerviosas que irritan los músculos, un sistema que también ayuda a absorber medicamentos y a obtener una electroanalgesia efectiva que disminuye el dolor muscular. Ello se logra mediante diferentes tipos de impulsos eléctricos, siendo el impulso rectangular compensado simétrico, producido por un generador de corriente constante, el ideal para los tratamientos de electroestimulación muscular, mientras que la estimulación en los terminales nerviosos es ideal para los tratamientos anti-dolor, y la ionoforesis es adecuada para la absorción de los fármacos

El efecto directo sobre el músculo dormido es similar a una contracción isométrica, esto es, acortamiento muscular sin movimiento de palancas. Esta estimulación es más segura y más cómoda que la estimulación dinámica (el movimiento que hacemos al movernos o hacer pesas), y la duración del ejercicio se puede prolongar más tiempo de lo habitual. La única contraindicación se refiere a personas con marcapasos, mujeres embarazadas y en personas epilépticas.

Las ventajas de la electroestimulación sobre el entrenamiento muscular activo son:

el aislamiento del grupo muscular sobre el que se trabaja,
la protección del sistema muscular y del tendón,
el ahorro del esfuerzo físico y psicológico,
un incremento mayor del número de fibras musculares en comparación con una contracción voluntaria,
el entrenamiento de fibras musculares menos ejercitadas,
la reducción del tiempo de recuperación,

el mayor crecimiento de la capacidad muscular al que se obtendría con un trabajo natural,
el impedimento de una sobrecarga en las articulaciones,
el mejoramiento de la circulación sanguínea,
un efecto relajante,
y la secreción de endorfinas.

Los electrodos los podemos situar en tres zonas básicas:

1.   En el área de proyección refleja, utilizando para ello los puntos de reflexoterapia o auriculoterapia.
2.   En el mismo músculo afectado.
3.   Sobre los puntos de acupuntura.

La frecuencia de aplicación sería una vez al día, con una duración creciente en cuanto a minutos. Se recomienda una semana de tratamiento y otra de descanso. No obstante, alertamos al paciente a que, cuanto antes, mueva su cuerpo por sí mismo, puesto que el cuerpo humano es muy complejo y necesita ejercitar todas sus funciones al mismo tiempo, algo que ninguna máquina puede lograr. Facultades como el equilibrio, coordinación, precisión, velocidad, sensibilidad, potencia, agilidad, saltar o estirarse, deben ser practicadas de modo habitual. Los aparatos de electroestimulación son una buena ayuda para las primeras fases de recuperación, pero deben ser desechados en favor del movimiento personal.

Gimnasia pasiva

Existen unas máquinas que tienen forma de camas y que han sido creadas para ser utilizadas con movimientos programados. La persona se acuesta en ellas boca arriba (también puede variar su posición) sobre una camilla con los pies apoyados en soportes móviles y flexionando las piernas, posición que le hará mover sus músculos sin hacer ningún esfuerzo, pues es la máquina la que se mueve.

Este tipo de máquinas se suelen encontrar en centros de rehabilitación o estética corporal, y sus diferentes modelos y posiciones permiten trabajar zonas musculares aisladas (glúteos, piernas o abdominales), además de contar con programas de duración e intensidad diferentes, por lo que pueden ser adaptadas a cada individuo.

Aunque se suelen recomendar para adelgazar, su mejor aplicación está precisamente en el campo de la fisioterapia, la mejora o resolución de las enfermedades mediante el movimiento muscular y articular. Están muy indicadas para aquellas personas que por su excesivo peso, edad o enfermedad, hace mucho tiempo que renunciaron a los ejercicios gimnásticos. Son un buen comienzo para el tratamiento de los enfermos de SFC, o al menos para evitar la atrofia muscular, pero al no realizar ejercicios de resistencia pasiva (negativa), el beneficio es limitado.

Para clarificar lo que supone el movimiento muscular completo hay que recordar que hay dos tipos de músculos, los agonistas y los antagonistas. Los primeros son los que efectúan el movimiento óseo mediante la contracción, mientras que los segundos permiten el movimiento y limitan la extensión exagerada de la zona que dislocaría la articulación involucrada. El terminar la contracción, los antagonistas se convierten a su vez en agonistas, pues se contraen para retornar la palanca o zona ósea que hemos movido a su posición inicial. Por ejemplo, si realizamos la flexión del antebrazo mediante la contracción del bíceps, el tríceps (situado en la zona opuesta del brazo) es el antagonista al permitirle la flexión. Una vez terminado el movimiento, si queremos volver el brazo a su posición normal, totalmente estirado, deberemos efectuar una nueva contracción, en este caso del tríceps, que lo dejará totalmente extendido. Esta dualidad entre músculos agonistas y antagonistas es la que no se puede efectuar con las máquinas. No obstante, son útiles, como ya hemos dicho, en las fases más agudas de la enfermedad incapacitante.

Fisioterapia

49

En este tipo de terapia es una persona especializada quien mueve o facilita el movimiento muscular del enfermo, además de efectuarle masajes y colocaciones vertebrales. Se establece entre ambos, enfermo y fisioterapeuta, una relación de empatía y afectividad que contribuye al bienestar psicológico, razón por la cual son tan apreciados y demandados sus servicios.

La única herramienta que utiliza el fisioterapeuta son sus manos, aunque en diferentes especialidades utilizarán zonas óseas determinadas, como el codo o los nudillos. También se ayuda de aceites o cremas, no solamente para un mejor deslizamiento, sino para que penetren en el torrente sanguíneo diferentes compuestos medicinales, generalmente extraídos de plantas o flores.

Entre las modalidades más extendidas están:

- *Masoterapia:* aplicación de masaje terapéutico, drenaje linfático, masaje transverso profundo, masaje deportivo, técnicas manuales neuro-musculares, masaje reflejo, masaje del periostio, etc. No confundir con mesoterapia que consiste en administrar pequeñas dosis de productos homeopáticos en la primera capa de la dermis (justo debajo de la piel), mediante inyecciones.
- *Quinesioterapia,* o terapia mediante el movimiento.
- *Osteopatía,* forma de tratamiento que se aplica mediante la incidencia en la estructura de los huesos y los tendones. El tratamiento consiste en un sistema de técnicas prácticas orientadas a aliviar el dolor, restaurar funciones y promover la salud y el bienestar.
- *Quiropráctica,* es la profesión sanitaria que se ocupa del diagnóstico, tratamiento y prevención de desórdenes del sistema músculo-esquelético, y los efectos de estos desórdenes sobre el sistema nervioso y la salud general, con énfasis en el tratamiento manual, incluida la manipulación.

- *Reeducación postural* global y métodos kinésicos manuales analíticos o globales de valoración y tratamiento, potenciación, estiramiento y reequilibración de la función músculo-esquelética.
- *Electroterapia,* aplicada por un fisioterapeuta, posee acciones antiinflamatorias, analgésicas y térmicas, ayudando a la potenciación y mejora del tropismo muscular.
- *Magnetoterapia,* o aplicación de campos magnéticos para mejorar el trofismo, el metabolismo celular y la regeneración ósea.
- *Hidroterapia,* para realizar ejercicios en aguas cálidas que permiten mover el cuerpo con menos esfuerzo que en tierra.

Acupuntura

Popular método perteneciente a la medicina china que emplea la inserción de finas agujas en puntos específicos de cada meridiano. Se busca equilibrar la energía trastornada en el órgano que lo rige, eliminando en ocasiones la causa de la enfermedad. Tiene una eficacia comprobada como analgésico y para restaurar trastornos en la conducción nerviosa. El problema en el SFC es que están afectados la mayoría de los músculos, por lo que el efecto curativo se intentaría lograr mediante la restauración del equilibro entre el Yin y el Yang.

Reflexoterapia

Ciencia anterior a la acupuntura, cuya eficacia está basada en la conexión cierta y medible entre la planta del pie (preferentemente) y el resto del organismo a través del sistema nervioso. Empleada inicialmente como método de relax, poco a poco se le han encontrado nuevas aplicaciones para mejorar la salud y diagnosticar zonas afectadas.

Las mediciones diagnósticas se realizan mediante presión en puntos concretos, según un mapa podal específico, mientras que la curación se efectúa realizando suaves masajes circulares en el punto sensible o dolorido.

Lo que se pretende es una estimulación refleja de las zonas afectadas en caso de disfunción, dolor o atrofia; aunque también es posible la sedación en caso de patologías dolorosas mediante masajes muy suaves y poco profundos.

Finalmente, en el caso que nos ocupa del SFC, y puesto que está todo el organismo muscular afectado, se recomienda un masaje suave en toda la planta del pie, mejor con aceite de romero.

Estimulantes psicofísicos

Eleuterococo(también, Ginseng)
Eleuterococussenticosus

Partes utilizadas:
Se emplean sus raíces.
Composición:
Eleuterósidos A, B, D E, J, K, L, M.

Usos medicinales:
Estimulante y adaptógeno (nos adapta a las circunstancias adversas, sean psicológicas, físicas o ambientales). Se emplea mundialmente como sustituto del Ginseng para las disfunciones sexuales, como estimulante hormonal, muscular y nervioso, así como para mejorar la prostatitis y el sistema defensivo.

Aumenta la resistencia inespecífica del organismo, incrementando los mecanismos de defensa, así como la tasa de hemoglobina, el número de polinucleares neutrófilos y eosinófilos, mejorando la circulación cerebral, el apetito, la coordinación de los movimientos y la receptividad de los órganos de la vista y del oído.

Estimula la función endocrina de las glándulas sexuales y suprarrenales. Posee acción gonadotropa, sobre todo en lo que se refiere a la próstata y vesículas seminales, normaliza la tensión arterial, la circulación coronaria y disminuye el colesterol.

Otros usos:
Tiene un ligero efecto antiinflamatorio, mejora la permeabilidad capilar y se le han encontrado acciones positivas en la diabetes y la hipotensión. Es afrodisiaco moderado en mujeres.

Creatina

La creatina es un compuesto nitrogenado sintetizado en el hígado, páncreas y riñón y que también puede encontrarse en la carne y el pescado. Al ser sintetizada es transportada al músculo esquelético donde se fosforila para producir fosfocreatina y posteriormente creatinina.

Aunque frecuentemente confundida con los aminoácidos, esta molécula biológica no posee las mismas características, pues su efecto radica en que es capaz de unirse con una célula de ácido fosfórico formando un enlace de alta energía.

Derivada de los aminoácidos arginina, glicina y metionina, la encontramos en los músculos en un 40 % como forma aislada y el 60% restante en forma de fosfocreatina, es decir, en la forma que proporciona energía. La fosfocreatina sirve como fuente inmediata de energía para la contracción muscular, algo muy importante durante los ejercicios de breve duración, alta intensidad y carácter anaerobio. Otra función vital de la creatina es la de detener la bajada del pH del músculo, un factor que contribuye a la fatiga muscular.

En un hombre de 70 kg de peso corporal hay unos 120 gramos totales de creatina.

También tiene un papel importante en la regulación y mantenimiento del ATP (adenosíntrifosfato) que se utiliza para la contracción muscular. Al iniciarse un movimiento, el ATP que se consume en ese momento debe ser recuperado muy rápidamente puesto que la concentración en el músculo de esta sustancia debe ser siempre constante. La fosfocreatina es la reserva más abundante de energía en forma de enlaces fosfato que hay en el músculo y el mecanismo más rápido para recuperar el ATP. La cantidad de fósforo es una de las limitaciones más importantes en el rendimiento muscular en actividades de alta potencia. La disponibilidad de creatina libre se ha considerado fundamental para la recuperación de la fosfocreatina.

Por ello, la creatinaes el suplemento más popular dentro de la comunidad deportiva de todo el mundo, porque tanto las evidencias científicas como los resultados obtenidos por los deportistas y personas activas, avalan los beneficios producidos por su uso.

La creatina se renueva de forma continuada en el organismo, perdiéndose unos 2 gramos al día en forma de creatinina que se recuperan por la alimentación (en especial la carne) o mediante la síntesis que se inicia en los riñones donde, a partir de los aminoácidos glicina y arginina, se forma un producto intermedio que va al hígado, complementándose la molécula con la participación del aminoácido metionina. Sin embargo, los estudios más recientes demuestran que los complementos de creatina pueden aumentar la cantidad total que se almacena en los músculos. Se ha demostrado que la toma de 20 gramos diarios de creatina (dosis de 5 gramos cuatro veces al día) durante 5 días aumenta un 20% la cantidad de creatina y fosfocreatina en el tejido muscular.

La relación entre esta carga de fosfocreatina muscular y el rendimiento muscular es evidente, siendo el efecto más importante la mejora de la potencia anaeróbica gracias al retraso de la fatiga. En ejercicios de potencia el aumento de rendimiento está entre el 5 y el 7%, lo que permite al individuo mayor intensidad muscular.

Como posible efecto secundario, hay que recordar que la forma como la creatina se elimina es en forma de creatinina y que el exceso de consumo sobrecarga el riñón, estando contraindicada en personas con alteraciones renales, especialmente en la predisposición a formar cálculos renales.

Diversos estudios sugieren que suplementos orales de monohidrato de creatina, entre 20 g y 25 g, al día, 4 veces, durante 5 días, incrementa el contenido muscular de creatina en un 20% y de este un 20% en forma de fosfocreatina. Si durante el periodo de administración se realiza ejercicio se estimula más aún la captación. La mayor parte de esta captación tiene lugar en los primeros días de administración, y el exceso se elimina por vía renal.

El efecto de la creatina permite hacer múltiples repeticiones musculares, aumentando la masa corporal libre de grasa y la fuerza. Este aumento puede ser muy rápido y llegar a los 1,7 kg y el de masa libre de grasa en unos 1,5 kg y se mantiene durante 10 ó 12 semanas de finalizado el entrenamiento. Esto es debido a la retención de líquidos y por el aumento de resíntesis de las proteínas.

Por tanto, podemos resumir los efectos así:

Incremento del máximo de fuerza.

Incremento del 70% en el número total de repeticiones musculares.

Incremento del rendimiento de la potencia.

Reducción de la fatiga.

Aumento de la capacidad para efectuar esfuerzos de máxima potencia.

L-Carnitina

No fue considerado un aminoácido importante hasta hace muy pocos años, cuando se descubrió su papel en las funciones cardíacas. Aunque no es un aminoácido esencial puesto que se sintetiza a partir de la metionina y la lisina en el hígado, hoy en día es un nutriente más a tener en cuenta ya que, entre otras acciones, participa en el ciclo oxidativo de las grasas.

Funciones orgánicas:

Tiene unas propiedades extraordinarias para asegurar, vía energética, la continuidad de las contracciones cardíacas en situaciones deficitarias, asegurando las funciones del corazón incluso en ancianos y en presencia de insuficiencias serias.

En su presencia las grasas son transportadas al interior de la mitocondria, lo que facilita la cadena energética de reserva y con ello evita la acumulación posterior en el tejido adiposo de la grasa no utilizada.

Dada su gran dependencia de la lisina, en un régimen pobre en carnitina se dan con frecuencia acúmulos de grasa no aprovechable en tejidos receptivos, como son la corteza hepática, las paredes arteriales y por supuesto la piel, dando lugar también a insuficiencia biliar por saturación.

Su presencia por tanto es imprescindible para todo el metabolismo graso, controlar el colesterol sanguíneo, ajustar la tasa de triglicéridos a los requerimientos diarios y mejorar el aporte de oxígeno a todo el sistema muscular y cardíaco.

Como energético es capaz de proporcionar energía en los esfuerzos de larga duración, evitar que el corazón aumente peligrosamente sus pulsaciones, prevenir la fatiga muscular en los obesos e incrementar la resistencia a la fatiga en general.

Últimos experimentos le dan alguna propiedad en la síntesis de las prostaglandinas y el buen aprovechamiento de las vitaminas D y E, por lo que quizá tenga algún efecto positivo en la fertilidad masculina y la función ovárica. El hecho de que se hayan encontrados cantidades muy altas de carnitina en los músculos y los testículos del toro, han hecho pensar a los investigadores que pudiera ser un aminoácido con especial acción sobre el varón, aunque esto no ha podido ser contrastado todavía.

Dado que tiene la propiedad de poderse acumular en el tejido muscular, es posible que tomando dosis continuadas podamos disponer de cierta cantidad de reserva para casos de emergencia.

La forma más útil es como L-carnitina y se encuentra ampliamente difundida en productos farmacéuticos y dietéticos.

Enfermedades no carenciales:

Dado que las carencias de carnitina no son todavía demostrables, salvo por motivos genéticos, podemos utilizarla por sus interesantes propiedades terapéuticas en:

Disminución de la síntesis de proteínas en las hepatopatías graves.

Pérdidas de proteínas en las diálisis y en la insuficiencia renal crónica.

En la hipoglucemia que curse con debilidad muscular.

En todos los trastornos del metabolismo de las grasas, tales como hipercolesterol, obesidad, hígado graso, arteriosclerosis, etc.

Todas las cardiopatías, especialmente aquellas que cursen con isquemias repetidas. Corazón senil y especialmente la angina de pecho de repetición.

Cetosis en los niños y diabéticos.

Anorexia y falta de ácidos grasos alimentarios.

Esterilidad masculina por falta de movilidad de los espermatozoides.

Cualquier situación de debilidad muscular crónica o por sobreesfuerzo.

Heridas, traumatismos y enfermedades debilitantes, así como baja resistencia a las infecciones.

Diabetes.

Distrofias musculares progresivas, esclerosis múltiple, ataxias y SFC.

Déficit de nutrientes grasos o mala digestión de estos.

Tratamiento posterior al infarto de miocardio.

Flebitis.

Octacosanol

Descubierto en 1940 por el director médico del Instituto de Cultura Física de la Universidad de Illinois, el Sr. Thomas K. Cureton, a partir de sus estudios sobre las virtudes especiales del germen de trigo y posteriormente ratificados por el Dr. Robert Picker de Berkeley, el Octacosanol fue aislado del germen de trigo mediante un proceso ciertamente laborioso.

Se trata de un hidrocarburo natural que contiene 28 átomos de carbono con un hidróxido terminal altamente concentrado. Para obtener solamente 7,5 mg. de él se necesitan nada menos que 2,5 kilos de germen de trigo, del cual se extraen mediante prensado en frío una cantidad aproximada de 75 gr. de aceite. Esto nos da una idea de lo difícil que es aislar cantidades altas de tan preciado elemento y del porqué no ha podido comercializarse en cantidades masivas.

Los primeros resultados prácticos se efectuaron en deportistas, ya que se vio que la toma de solamente 8 mg/día proporcionaba un aumento en la resistencia aerobia de los atletas. Posteriormente se descubrió sus buenos efectos sobre la capacidad de reacción, las funciones cardiovasculares, el sistema nervioso y el buen rendimiento muscular.

Para un mejor efecto se recomienda consumirlo unido a la vitamina E, no solamente por su acción sinérgica, sino por su efecto antioxidante ya que al tratarse de un aceite se enrancia con facilidad.

Aplicaciones:

- Reduce la demanda de oxígeno por los músculos.
- Activa el metabolismo energético humano.
- Estabiliza el sistema nervioso.
- Es eficaz en las distrofias musculares.
- Mejora la tolerancia al estrés.
- Refuerza el sistema cardiovascular.
- Ayuda a estabilizar las esclerosis.
- Disminuye las tasas de colesterol LDL.
- Estimula la glándula pituitaria.
- Controla la tensión arterial máxima.

- Mejora la fertilidad al estimular la producción de hormonas sexuales y la cantidad de semen; por ello es una ayuda contra la impotencia.
- Favorece la acción del Citocromo C reductasa y ahorra potasio, lo que conduce a una mejora en las funciones cardíacas.
- Mejora la digestión, evitando la formación de gases y los trastornos producidos por los nervios.
- En deportistas mejora la captación y utilización del oxígeno, especialmente en altitudes.
- Evita las atrofias musculares, mejora el desarrollo y aumenta la potencia de los músculos.
- Regula el metabolismo, aumenta la captación del yodo por el tiroides y participa en el ciclo de Krebs en la utilización de los carbohidratos como energético.
- Favorece los reflejos, capacidad de respuesta, coordinación y adaptación al esfuerzo en deportistas.

Shiitake
Lentinusedodes

Se ha comprobado sus buenos efectos sobre la capacidad de modular el sistema inmune, al elevar la actividad de las células NK, aunque los efectos suelen desaparecer con el paso del tiempo y obliga a recomendar otras terapias.
La seta Shiitakeposee buenos efectos comprobados como anticancerígeno, posiblemente por su contenido en un polisacárido denominadolentinan β-D-glucan. Otro componente es la lenthionine, la cual la da el sabor característico, y que inhibe la producción de plaquetas, siendo un tratamiento en la lucha contra la trombosis.

Guaraná
Paullinia cupana

Partes utilizadas:

La goma o pasta de guaraná se obtiene de las semillas, desprovistas de tegumento y habitualmente tostadas y pulverizadas

Composición:
Cafeína, teobromina, taninos, saponósidos, aceite esencial, derivados alquilfenoles, estragol y anetol.

Usos medicinales:
Es un estimulante del sistema nervioso central por su contenido en cafeína. La cafeína se une a los receptores cerebrales adenosínicos, aumentando el estado de vigilia, y tiene un efecto ergogénico (aumenta la capacidad de realizar esfuerzo físico). Produce estimulación cardiaca, vasodilatación periférica y vasoconstricción a nivel craneal, por lo que se ha sugerido su empleo como antimigrañoso.

Estimula la musculatura esquelética y el centro de la respiración. Además, aumenta la secreción ácida gástrica y la diuresis. Por todo ello, el guaraná mejora el estado físico, la memoria, es hipoglucémico, antioxidante y antiagregante plaquetario.

Otros usos:
Frecuentemente se asocia a otras drogas como coadyuvante en regímenes de adelgazamiento.

Toxicidad:
La propia de la cafeína.

Bebidas isotónicas y energizantes

Son adecuadas para cualquier persona que tenga que realizar ejercicios físicos no habituales, siendo de especial utilidad para la práctica del deporte en épocas calurosas o ambientes cerrados.
También se emplean como sustituto de los tradicionales refrescos de fruta o cola, y como energizante suave para personas con poca

resistencia muscular. Otra utilidad es la fiebre y los vómitos, permitiendo aportar al organismo enfermo sales minerales imprescindibles para la salud y que se pierden en los procesos normales de evacuación (sudor, orina, heces).

Bebidas isotónicas

Se dice que una bebida es isotónica cuando su composición tiene la misma concentración de sales que el suero sanguíneo. Por tanto, tienen la misma presión osmótica que la sangre y no producen la deformación de los glóbulos rojos.

Entre las marcas más populares tenemos *Aquarius, isostar, poweradeygatorade*. La fórmula es similar en todos y se compone de: agua, hidratos de carbono simples (glucosa, fructosa, glucosa, dextrosa, sacarosa) y complejos (polímeros de glucosa, como las maltodextrinas), y sales minerales (sodio, potasio, cloro y fósforo). Algunas incorporan magnesio, calcio, ácido cítrico, vitaminas, colorantes, aromatizantes y edulcorantes.

Bebidas estimulantes

Coca cola y Pepsi

Contienen fórmulas similares, aunque a ambos fabricantes les convenga decir que su composición se mantiene en secreto. Analizadas encontramos: citrato de cafeína, extracto de vainilla, aromatizantes (naranja, limón, nuez moscada, canela, cilantro, etc.), ácido cítrico, jugo de lima, azúcar, agua y extracto fluido de nuez de Cola, que le aporta el aroma característico.

Su efecto energético se manifiesta de manera discreta y mantenida durante al menos cuatro horas. Puede ocasionar acidez estomacal.

Redbull, Burny similares

Contienen glucoronolactona, cafeína, sacarosa, glucosa, inositol, vitamina B6 y B12, niacina y ácido pantoténico, además de taurina, un aminoácido decisivo para las funciones cerebrales.

Posee acciones energizantes de acción media y prolongadas.

Analgésicos, antiinflamatorios

Suponen un alivio para los síntomas más intensos, con la ventaja de que, al actuar en varias zonas orgánicas, mejoran al enfermo en su conjunto. Su efecto analgésico es pequeño, al menos si lo comparamos con los medicamentos, pero cuando se manifiesta es señal de una buena recuperación. Por decirlo de otro modo: si el dolor disminuye es que la enfermedad mejora.

Como antiinflamatorios actúan igualmente sobre músculos y articulaciones, pudiéndose tomar por tiempo indefinido ya que no poseen efectos secundarios ni por la dosis, ni por la continuidad. No tienen toxicidad a las dosis recomendadas e incluso, como en el caso del Harpagofito, ni siquiera se le ha encontrado efecto letal por ingestión masiva.

Harpagofito
Harpagophytumprocumbens

Partes utilizadas:
Yemas y raíces
Composición:
Procúmbico, harpagoquinona, harpagósido, harpágido, flavonoides, esteroles, estaquiosa y ácidos triterpénicos.

Usos medicinales:
Antiinflamatorio. Es el remedio natural más empleado en las afecciones reumáticas, superando en la mayoría de los casos a los compuestos químicos. Su ausencia de efectos secundarios y el hecho de que la curación llegue por la regeneración y no por el efecto analgésico, le hacen ser un antirreumático de primer orden. Tiene efectos analgésicos moderados y es eficaz en artrosis, artritis reumatoide y gota.

No solamente se tolera bien a nivel gástrico, sino que ejerce un efecto favorable en las afecciones gastrointestinales.
Otros usos:

Mejora las neuralgias, la prostatitis, el adenoma de próstata y el exceso de colesterol. También en litiasis renal.

Uña de gato
Uncaria tomentosa

Composición:
Isopteropodina, taninos catéquicos, polifenoles, mitrafilina, hirsutina e Isopteropodina-Aloisomérica.

Usos medicinales:
Inflamaciones en general, artritis reumatoide, cistitis, úlceras gástricas. Infecciones víricas, enfermedades autoinmunes. Se le reconocen, especialmente, importantes acciones sobre el sistema inmunitario y en el aumento de los leucocitos. Los últimos estudios demuestran efectos benéficos en la mitosis celular y retrasa o impide la implantación de células tumorales.
Otros usos:
Cáncer, especialmente en presencia o riesgo de metástasis. Herpes, envejecimiento. Se le han encontrado efectos intensos en la mejora del Alzheimer, especialmente unida al Ginkgo Biloba y al Romero.

Modificadores del terreno

Puesto que las enfermedades no se asientan salvo que el organismo esté debilitado, lo que se pretende con estos elementos terapéuticos es romper la tendencia a padecer determinadas enfermedades, reforzando zonas especificas del cuerpo.
Constituyen el mejor remedio para las enfermedades crónicas, al impedir la declaración de nuevas lesiones y la amplitud de las zonas afectadas. Además, inician lentamente la recuperación orgánica. No actúan por ello de forma inmediata, pero con el uso continuado durante meses se pueden resolver enfermedades para las cuales no existen remedios adecuados.

Selenio

Las funciones más demostradas son éstas:
- Es un potente y eficaz antioxidante.
- Mantiene en buen estado las funciones hepáticas, cardiacas y reproductoras.
- Colabora en la elasticidad cutánea y tendinosa, así como en el buen estado de las articulaciones.
- Es necesario en la síntesis de las prostaglandinas, la formación del semen, la formación de la coenzima Q y las defensas orgánicas inespecíficas.
- Por su acción antioxidante previene del cáncer, el envejecimiento prematuro, las alteraciones de la piel y el cabello, la diabetes, así como la falta de vigor muscular.

Otras aplicaciones terapéuticas

- Envejecimiento prematuro, en unión a las vitaminas A, C y E.
- Enfermedades articulares, unido al cobre.
- Enfermedades cardiovasculares, asociado a la vitamina E.
- Distrofias musculares progresivas o traumáticas, asociado a la vitamina E.
- Arteriosclerosis, hipertensión arterial o riesgo de ateromas.
- Caída de cabello, junto a vitamina B, cinc y silicio.
- Cirrosis hepáticas.
- Como preventivo del cáncer o en una fase precoz.
- Infecciones frecuentes o graves, unido a las vitaminas A y C.
- Síndrome de inmunodeficiencia.
- Prostatitis y adenoma de próstata, unido al cinc.
- Dermatitis o tumores de piel.
- Enfermedades que cursan con procesos inflamatorios.
- Infertilidad masculina en unión al cinc.
- Intoxicaciones por metales pesados.
- Poca elasticidad de músculos y tendones.
- Como preventivo de la muerte súbita infantil.

- Cataratas incipientes.
- Fibrosis cística
- Épocas de fuerte entrenamiento deportivo.
- Como corrector de los efectos secundarios de los rayos X y las radiaciones ultravioletas.
- Intoxicaciones medicamentosas, alcohólicas o por drogas.
- Para prevenir las intoxicaciones por prótesis dentarias metálicas.

Vitamina E

Su papel antioxidante mantiene la integridad de la membrana celular y evita la prematura destrucción de los hematíes, protegiendo igualmente a la vitamina C presente en los alimentos. Es vital para el metabolismo del hígado, protegiéndole de la degeneración grasa y las hemorragias, participa en la formación y funciones del tejido muscular liso y estriado, igualmente en el miocardio, protege del deterioro a la glándula suprarrenal y es esencial en la formación de las fibras colágenas y elásticas del tejido conjuntivo.

Se puede utilizar también en:

Esterilidad masculina: Asociada a la vitamina A cuando exista posibilidad de degeneración del epitelio germinal.
Criptorquidia: Se refiere a los testículos que no han descendido. Antes de administrar hormonas gonadotropinas se puede hacer un ensayo con vitamina E en niños que no hayan cumplido los seis años de edad. Posteriormente, el tratamiento solamente con la vitamina no da resultado.
Embarazo: Es útil para asegurar la absorción por el feto de las sustancias nutritivas del organismo materno y para el buen funcionamiento de la placenta.
Aborto: Cuando exista infantilismo genital en la mujer, en casos de aborto habitual o en la amenaza de aborto.

Climaterio femenino: La menopausia es una buena indicación, mucho más en sus comienzos y, con más razón, cuando se den vaginitis por sequedad de la mucosa y prurito vulvar.

Metrorragias: Por hiperfoliculismo.

Riesgo de trombosis: Asociada al ácido acetilsalicílico.

Afecciones del tejido conjuntivo.

Insuficiencia coronaria: Por su acción antioxidante de los ácidos grasos es útil en todos los accidentes cardiovasculares, en la arteriosclerosis, la degeneración del miocardio y las úlceras varicosas.

Cirrosis hepática: Por su papel protector hepático y para prevenir su degeneración grasa.

Jaquecas: Asociada eventualmente a la vitamina A.

Lupus eritematoso: Tanto en su fase crónica como en las formas escleróticas.

Inmunidad deprimida: Junto a la vitamina C y A.

Distrofia muscular progresiva, fibromialgia y fatiga crónica, unida al selenio.

Fiebre reumática: Unida al cobre

Envejecimiento prematuro: Para prevenir y corregir las arrugas y estimular la glándula pineal.

Equinácea
Echinacea angustifolia

Partes utilizadas:
Flores y raíz
Composición:
Resina, equinaceína, equinacósido, inulina, glucosa, betaína, fructosa, fitolelanos y aceite esencial.

Usos medicinales:
Antibiótica y antitérmica. Es un excelente antibiótico natural que estimula, además, el sistema defensivo. Baja la fiebre, es antiinflamatorio y analgésico, pudiéndose emplear incluso en

afecciones virales. Estimula la producción de interferón, inhibe las enzimas hialuronidasas en las bacterias, aumenta la actividad de los fagocitos séricos y tisulares, acelera y refuerza los fibroblastos, y eleva los niveles de properdina, indicador de la respuesta del organismo ante una infección.

Externamente conserva las mismas propiedades en gargarismos, heridas infectadas, quemaduras y como cicatrizante. Puede producir sudor y un aumento de la saliva. Se puede emplear como preventivo de enfermedades infecciosas de invierno.

Es eficaz en la inflamación de los ganglios linfáticos, los abscesos, mastitis, fiebre puerperal, erisipela, úlceras varicosas.

Otros usos:

Se le ha encontrado sinergia con el tomillo. Parece que puede ayudar a aumentar la cantidad de glóbulos rojos en los pacientes con cáncer que están siendo radiados. Es eficaz en las picaduras de insectos. Se recomienda emplear la raíz fresca.

Sales de Schussler

Las sales de Schüssler suponen una alternativa inocua, eficaz y consolidada para la salud. Aplicadas en las enfermedades agudas acortan el proceso e impiden que los tejidos afectados queden lesionados. Si las utilizamos en las enfermedades crónicas, una lenta pero decisiva restauración de las zonas afectadas comienza desde el primer día, llegando a lograr en la mayoría de los casos la resolución definitiva de la enfermedad.

Repitiendo algunos postulados de Schüssler, se puede afirmar que si se mantiene la nutrición celular, la actividad celular es normal y no hay enfermedad. Ello se debe a que las células del cuerpo humano necesitan nutrirse de compuestos orgánicos complejos y de sustancias inorgánicas o sales minerales. La deficiencia de una sal mineral impide que las células asimilen y utilicen los compuestos orgánicos; por tanto, desde esta concepción el déficit de sales inorgánicas bien definidas y concretas son la causa última de la enfermedad. Y si la carencia causa la enfermedad, mediante el aporte de dichas sales minerales puede restablecerse la nutrición y el metabolismo celular y, con ello, la salud.

Son doce las sales inorgánicas o minerales, definidas como elementos nutritivos esenciales para las células, porque actúan como agentes funcionales fisiológicos del organismo. Se trata en definitiva de una terapia celular, en la cual el aporte de las sales desencadena un estímulo que capacita a las células para una mayor absorción de las sales inorgánicas contenidas en la alimentación.

Schüssler centró su terapéutica en solamente 12 sales minerales presentes en la sangre y los tejidos, denominadas agentes funcionales porque ejercen una determinada influencia sobre determinadas funciones orgánicas del cuerpo. Las células asimilan las sales en forma de iones que se disponen a ambos lados, dentro y fuera, de la membrana celular, preservando la vida celular mediante el intercambio de sustancias con el exterior.

Los trastornos moleculares de las células enfermas son restaurados por las moléculas de sales minerales de igual signo, procedimiento por el que se desactiva o anula la inhibición del intercambio célula-intersticio. Al tratarse de una terapia reactiva, la cantidad de sustancia necesaria es pequeña, aproximadamente equivalente a la concentración que se encuentra en la sangre y los tejidos.

El Dr. Schüssler observó que suministrando las sales en forma muy diluida a sus pacientes, éstos se protegían preventivamente o se aliviaban con mucha facilidad de sus alteraciones biológicas o enfermedades; lo cual es lógico, puesto que cada una de las Sales Bioquímicas produce reacciones que le permiten al cuerpo realizar una serie de funciones vitales, por lo que cuando hay deficiencia de alguna de ellas, se propician los padecimientos.

Una de las ventajas esenciales es la absorción por vía sublingual, lo que facilita que cualquier persona, esté consciente o no, tenga la edad o enfermedad que tenga, pueda ser medicada con facilidad. Su entrada en el torrente sanguíneo es inmediata, la sustancia no sufre alteraciones por la acción de los jugos gástricos ni el hígado, y es asimilada de forma rápida por las células ansiosas de esa determinada sal.

Más de un siglo de experiencia intensiva, demuestra que estos remedios producen los resultados deseados y esperados rápidamente, que son inofensivos y muy frecuentemente originan curaciones que se consideran espontáneas. Inicialmente se recomienda un tratamiento con las 12 sales juntas, pasando posteriormente a elegir una de ellas para consolidar los efectos.

Oligoterapia

Los oligoelementos son aquellos compuestos minerales presentes en nuestro cuerpo en cantidades muy pequeñas, pero sin los cuales la salud no es posible y en ocasiones, la vida. Sin embargo, la oligoterapia no busca la aplicación de los oligoelementos para cubrir carencias, sino que emplea algunos de ellos, en solitario o mezclados, para producir efectos catalíticos que restauren la enfermedad.

Explicar y demostrar cómo actúa la oligoterapia en aquellos casos en los que no existe carencia de ellos, ha sido siempre el punto más conflictivo para que sea admitida entre la comunidad científica, tan ávida de interés por los macroelementos como el calcio o el hierro, por ejemplo. Aunque sabemos que los oligoelementos están ligados a numerosos sistemas enzimáticos que regulan nuestro metabolismo, es difícil demostrar cuál es el modo de acción cuando no existe esa carencia. Por eso la ciencia de la oligoterapia quizá nunca sea un modo terapéutico introducido oficialmente y ni siquiera se llegue a estudiar en las universidades, ya que para ello no bastan los resultados sino las demostraciones.

Ménétrier comprendía esta dificultad y aprovechó las oportunidades que le ofrecieron en el Instituto Pasteur de París para experimentar con diferentes mezclas de oligoelementos y aplicarlos, al principio de manera empírica, en un grupo de pacientes voluntarios.

Los primeros resultados demostraron lo que ya sabía, que no actuaban para cubrir carencias nutritivas y su actividad estaba ligada a reacciones individuales del individuo. Por ello y al igual que ocurre con la homeopatía, el tratamiento debía ser siempre personal, sin tratar las enfermedades sino al enfermo. No obstante, pronto apareció un dato que permitiría quizá unificar en cierto modo los tratamientos y hacerlos más universales: existían grupos de individuos caracterizados todos por síntomas y características similares.

Se encontraron inicialmente cuatro grupos perfectamente diferenciados, los cuales respondían cada uno a un oligoelemento concreto o mezcla de varios. Los oligoelementos más activos o eficaces eran el manganeso, el manganeso-cobre, el manganeso-cobalto y el cobre-oro-plata, aunque luego aparecieron otros grupos como el cinc-níquel-cobalto y el cinc-cobre. Posteriormente y hasta nuestros días, las mezclas eficaces de oligoelementos son muchas y aunque siguen tomando como base las cuatro diátesis (predisposición) originales, se ha demostrado que no existen patologías únicas, diátesis puras, sino que las enfermedades suelen ser consecuencia de una mezcla de alteraciones y requieren tratamientos complejos.

Esa creencia de que se puede encontrar un remedio universal para el tratamiento de cada enfermedad, es una panacea perseguida por la medicina química que pretende curar enfermedades y no tratar individualmente a los enfermos.

Indudablemente es más fácil perseguir esta idea (enfermedad=tratamiento), pero no es el fin perseguido por la oligoterapia que trata a cada persona como algo totalmente individualizado, distinto, y que requiere también una terapia elaborada a su medida. La ventaja de este método es que no solamente se elimina la fuente de sus molestias y dolores, sino que todo el individuo termina curado y su salud en general queda restablecida.

La administración se puede hacer en forma de ampollas bebibles, cápsulas o gránulos una vez por día, aunque como veremos a continuación, en los casos agudos se podrán administrar sin peligro alguno cada hora. En el caso de administrar varios oligoelementos es mejor no darlos mezclados y espaciarlos al menos media hora, aunque no es una norma que sea totalmente imprescindible. Lo que sí es necesario es darlos una hora antes de las comidas o dos horas después.

La presentación en ampollas es en solución isotónica de glucosa en alcohol de 15°, y en cápsulas de lactosa de disgregación entérica. La dilución media es a la 4-6 DH.

En la enfermedad que estudiamos, recomendamos la siguiente oligoterapia:

Hiposténica(Insuficiencia de energía, Pulmón, Intestino grueso, Metal)
Responde al Manganeso-Cobre

Homeopatía

La ciencia homeopática no está basada en el estudio de las enfermedades, sino en sus síntomas, pues a través de ellos y una vez que disminuyen o desaparecen, el organismo comenzará el proceso curativo, incluso sin la aplicación de nuevos remedios.

Tampoco es importante la cantidad de producto empleado, siguiendo una ley totalmente opuesta a la farmacología tradicional, ya que la "potencia" de un producto homeopático se debe a la dilución, y no a la cantidad de materia prima.

Cuanto más diluida esté una sustancia, mayor será la potencia, aunque este término no quiere decir fuerza o poder.

Por explicarlo de un modo más simple: las diluciones pequeñas (por ejemplo, 4 DH) contienen mayor presencia de materia prima que las altas (por ejemplo, 15 CH).

Las enfermedades agudas requieren diluciones pequeñas y continuadas, mientras que las crónicas necesitarán diluciones altas y más espaciadas.

Se recomiendan los siguientes productos teniendo en cuenta estos criterios:

1. En la medida en que existan más síntomas juntos relativos al remedio utilizado, la dilución será más alta.
2. Si solamente hay uno o dos síntomas (por ejemplo, fatiga intensa), la dilución será pequeña (4CH).
3. Si la suma de los síntomas es muy alta, así como la intensidad del padecimiento, se empezará con una dilución alta (8-9CH, y una posología cada 12 horas)

ARGENTUM NITRICUM
Nitrato de plata

Características de la enfermedad:
A nivel general hay temblores, frío, ojos rojos, convulsiones, astenia intensa, pérdida de coordinación e incluso parálisis. Se localiza preferentemente en la cabeza, la cual se siente como abultada o con una astilla imaginaria clavada.
Psicología
La persona se puede encontrar ansiosa, agitada, muy envejecida, llegando a adelgazar. Su abatimiento es muy fuerte, siente miedo a estar con gente y aunque la altura le da miedo, siente impulsos de tirarse al vacío.
Hay excitabilidad, falta de confianza, diarreas nerviosas y claustrofobia. De naturaleza hipersensible, delgado, fatigado, miedoso, nervioso.
El tiempo es el enemigo a vencer, nadie lo posee en la medida suficiente, todo se hace de prisa y de manera egoísta y competitiva, se pierde de vista al prójimo o se le niega. Argentum es hijo del estrés, de la premura, de los tiempos y los valores modernos.
Aparato digestivo

Diarrea, enterocolitis, flatulencia, úlcera gástrica.

Empeora:
Con el trabajo intelectual, el calor y la ingestión de dulces, los cuales le perjudican bastante. Acostado del lado derecho.

ÁRNICA
Arnica montana

Características de la enfermedad:
El cuerpo entero está dolorido y se agrava al menor contacto y especialmente con las sacudidas, siendo habitual el que no soporte estar en cama por parecer demasiado dura.
Debilidad intensa que llega hasta la postración.
Todo el cuerpo está dolorido como si estuviera cubierto de contusiones. Sensación de magulladura local y de quebrantamiento general después de un shock, traumatismo o de una fatiga intensa.
Vértigo crónico, sobre todo al caminar. La cara y la cabeza están calientes, la nariz y el resto del cuerpo frío.
Cefalea como si los tegumentos estuvieran contraídos agravándose a la derecha y por el movimiento.
Olor pútrido del aliento; sabor y eructaciones como huevos podridos, principalmente por la mañana.
Tos seca, espasmódica, durante el sueño; el niño grita, llora o se lamenta antes de toser.
Fatiga cardiaca, palpitaciones que sobrevienen después de un movimiento y desaparecen por el reposo.
Reglas adelantadas, abundantes, sangre roja brillante con coágulos. Durante las reglas: cabeza caliente y extremidades frías. Durante el intervalo de las reglas: escurrimiento de sangre con sensibilidad dolorosa en la región pélvica.
Sensación de magulladura en la región uterina que le dificulta mantenerse derecha al caminar.
Psicología

Depresión física y moral. Triste y taciturno, quiere estar solo, no desea que se le hable ni que se le aproximen. Todo le parece indiferente no por misantropía, sino por fatiga. Insomnio, agitado precisamente de las dos a las tres de la mañana; cambia constantemente de lugar, la cama le parece dura, no duerme; despierta bruscamente, angustiado y se lleva la mano al corazón como si fuera a morir bruscamente.

Empeora:
Se agrava con cualquier movimiento o vibración y el enfermo no soporta que se le toque o manifiesta un intenso miedo al médico y sus manipulaciones.Por el reposo y por el vino.
Mejora:
Estando acostado con la cabeza baja.

Enfermedades:
Es eficaz en cualquier clase de traumatismo, en los postoperatorios, después del parto, en la fatiga del deportista y después de cualquier trabajo que ocasiones dolores musculares.
Mejora la congestión sanguínea de la cara y la nariz, especialmente si el cuerpo permanece frío, cuando se tienen escalofríos y deseos intensos de beber, así como en las afonías de los cantores después de un gran esfuerzo con la voz. En estos casos es normal encontrarse con un sujeto a quien le huele el aliento y sus heces son fétidas. También lo utilizaremos en la trombosis, las parálisis, los espasmos arteriales, la arteriosclerosis, el infarto de miocardio y la tosferina. Igualmente en la ciática, varices, apoplejía, hemorragias de la retina y los abscesos purulentos.

Plantas medicinales para dormir

A la vista de la gran cantidad de remedios que la Medicina Natural dispone para las personas afectadas de SFC, el lector se preguntará cómo es posible que su médico tradicional le haya dicho que su enfermedad es crónica y que no hay tratamiento posible. Bien, este es una postura ancestral sin solución en la que están inmersos la mayoría de los médicos alópatas, incapaces de reconocer que la Medicina Natural posee remedios eficaces e inocuos para la mayoría de las enfermedades.

Para mejorar la calidad del sueño, no la cantidad de horas, existen plantas de reconocida eficacia, como el *Azahar, Pasiflora* o *Lúpulo*, tomando una infusión a media tarde y otra al acostarse. La llegada del sueño no será inmediata, pero cuando tenga lugar será muy reparador, sin un despertar torpe.

Si lo que se pretende es calmar la ansiedad para mejorar conjuntamente el sueño y la actividad diaria, recomendamos especialmente la *Melisa*y el *Espino blanco*. Estas plantas modulan el sistema anímico, pero sin deprimir, excitar ni provocar somnolencia.

CAPÍTULO 3

Otras enfermedades debilitantes

AGOTAMIENTO MUSCULAR

A finales del siglo pasado un investigador ruso adelantó la hipótesis de que la fatiga se producía en el sistema nervioso central, siendo los músculos los que acusaban esa falta de estímulos nerviosos para volver a contraerse. La falta de coordinación del sistema nervioso provocaría la imposibilidad de seguir contrayéndose los músculos y el dolor muscular del agotamiento no sería otra cosa que la irritación de la red nerviosa que les rodea. Llegado a un punto extremo, los impulsos nerviosos no se realizarían.

Una prueba que nos ayudará a comprender cuánta verdad hay en estas teorías lo tenemos en el hecho de tomar estimulantes del sistema nervioso, como el café y aún más las anfetaminas, que estimulan el sistema nervioso hasta tal punto que son capaces de poner de nuevo en funcionamiento un músculo agotado. Cuando los estímulos se hacen sobre los músculos, en el sentido de dotarles de glucosa o energizantes sin acción sobre el sistema nervioso, el resultado es muy pobre.

Por este motivo, aquellas sustancias ergogénicas (productoras de energía) que actúan de igual manera sobre los músculos y nervios son las más eficaces.

El estímulo cerebral o emocional es capaz de ejercer un aumento de la resistencia a la fatiga de hasta un 50%, encontrándose casos de atletas que en los preliminares o pruebas menores no han dado resultados interesantes, pero cuando había algo en juego, bien sea dinero o prestigio, aumentaban su rendimiento grandemente.

Los investigadores establecieron unión entre la disminución temporal de la capacidad de trabajo y las variaciones de la corteza cerebral con el fin de lograr una mejor comprensión sobre la fatiga. Mediante esta investigación encontraron que cuando la fatiga muscular comenzaba a hacer su aparición disminuían incluso los reflejos naturales o condicionados, llegándose al punto de que las personas sumamente fatigadas no reaccionaban adecuadamente ante situaciones de agresividad. La historia nos demuestra una y otra vez que la mejor manera de vencer la resistencia del enemigo es sometiéndole a la fatiga, bien sea mediante trabajo extenuante o con la falta de descanso reparador. La persona así tratada llega a un punto de no ofrecer resistencia y aceptar mansamente su destino, e incluso no se resiste cuando sabe que le van a matar.

Otras investigaciones más recientes encontraron que toda relación sobre el cansancio se da en los centros corticales y cuando éstos empiezan a fallar, la excitabilidad del sistema nervioso, el tono, la flexibilidad e incluso los mecanismos de aprovisionamiento de la energía a nivel muscular, no funcionan.

La fatiga de las células nerviosas corticales produce una falta de coordinación de todo el sistema nervioso que se ve sometido a un caos imposible de controlar.

Junto a este problema se suman otros ajenos a él, como son la falta de riego sanguíneo adecuado en los músculos, la inhibición enzimática, la variación de los receptores que sirven para contraer los músculos, las perturbaciones de las glándulas endocrinas y lafalta de oxígeno en los tejidos.

A la vista de estos datos es fácil comprender los peligros que corre una persona agotada cuando insiste en llegar una y otra vez hasta el límite de sus fuerzas, en un deseo de superar esfuerzos para los que no está preparado físicamente.

Afortunadamente el organismo humano posee una sabiduría perfecta y cuando las señales de alarma que envía no son atendidas (jadeo, dolores, pinchazos), bloquea cualquier posibilidad de contracción del sistema muscular y la persona cae irremediablemente al suelo sin posibilidad de volver a levantarse, salvo que alguien le ayude.

Otros investigadores en el campo de la aparición de la fatiga muscular comprobaron que interrumpiendo el flujo sanguíneo en un miembro la fatiga se desarrollaba rápidamente y la posibilidad de realizar un trabajo se acortaba grandemente. Más que una carencia de oxígeno en las células lo que ocurre es que, en circunstancias de riesgo sanguíneo insuficiente, se produce una acumulación de las sustancias de desecho, al pasar por los receptores musculares, lo que les influye negativamente.

Sin embargo, la aparición de la fatiga no es radical, ya que basta el hecho de someter a la persona cansada a un esfuerzo menor para que pueda continuar. Quitar la mitad de peso soportado a un culturista o aligerar la mochila de un excursionista, suele ser suficiente para que se pueda continuar el esfuerzo durante algún tiempo, aunque momentos antes la persona haya carecido totalmente de fuerzas para seguir.Cambiar de lugar a un trabajador cansado, pedir a un niño que cambie su juego por tocar un instrumento musical, o seguir caminando más kilómetros escuchando música, es suficiente para que el agotamiento muscular parezca haber desaparecido.

En el ejercicio físico, el cansancio muscular puede deberse a varias razones, entre ellas:

Fatiga intelectual, como aquella que acusan los funcionarios que trabajan en atención al público, los aficionados al ajedrez o cualquier reto intelectual con otras personas.

Fatiga sensorial, como puede ser la que se produce en los trabajadores que deben concentrar su vista en las cadenas de montaje, en los que juegan con ordenadores, o en cualquier actividad que obligue a analizar rápidamente y actuar en consecuencia.

Fatiga muscular, producida por cualquier actividad muscular intensa y que puede ser local (trabajo de una sola zona muscular), regional (recolectores agrícolas) o general (bailarines).

Fatiga emocional, producida sin apenas movimiento muscular pero que agota al individuo al someterlo a una tensión intensa bien sea por miedo, espera demasiado prolongada, frustración o irritabilidad contenida.

Fatiga por inmovilidad, como es el caso de los porteros, cajeros, soldados que están en guardia o meditación prolongada. En casos como éstos el cansancio aparece al interrumpirse los influjos que vienen de los músculos al no existir fase de relajación-contracción que permita a las células nerviosas relajarse.

Todas estas consideraciones sobre los tipos de fatiga están ligadas a un factor: la resistencia, y cuanto más elevemos esta, más capacidad de trabajo tendremos y más tarde aparecerá el cansancio.

Pero lo mismo que existen diferentes tipos de fatigas, también lo hay de resistencias y una persona puede ser muy resistente ante un tipo de actividad (correr) y muy poco en ejercicios de tensión estática, y menos aún en los de concentración.

Causas del agotamiento muscular

Las personas que realizan ejercicios de mediana o alta intensidad, deberían tener en cuenta las siguientes causas que originan el agotamiento muscular:

• Realizar un ejercicio sin haber comido lo suficiente y con anterioridad. Esto suele ser normal en personas sometidas a regímenes de adelgazamiento y que realizan también una actividad física moderada-alta.

• Realizar esfuerzos en lugares muy fríos y con escasas prendas de abrigo. En estos casos el cuerpo humano hace un esfuerzo enorme para mantenerse caliente, lo que apenas consigue, ya que parte de la energía se debe emplear en mantener los músculos activos.

• Realizar esfuerzos en clima muy cálido y con prendas que provoquen sudor extra. Esto mismo es aplicable a realizar ejercicio con fuerte sol.

• Realizar esfuerzos sin sustituir periódicamente la cantidad de líquidos perdidos. Hay que tener en cuenta que el sudor es el mejor medio con que contamos para evacuar el calor, pero si no hay agua suficiente no hay sudor.

Se sabe que la actividad muscular está ligada al gasto de energía y que el ATP es el principal suministrador de ella, siendo capaz de asegurar todas las necesidades energéticas de las células siempre y cuando se encuentre en cantidades suficientes, y dado que la cantidad disponible es muy pequeña se hace necesario un continuo reciclaje que nos asegure el suministro.

Este suministro de ATP se logra mediante la descomposición del fosfato de creatina y la transformación de la glucosa hasta llegar al ácido láctico, el cual vuelve a incorporarse de nuevo a la cadena energética.

Bien sea mediante un mecanismo anaeróbico (sin oxígeno) o con suficiente cantidad de oxígeno (aeróbico), la producción energética se puede realizar correctamente, pero una manera nos ayudará a realizar ejercicios a la máxima intensidad o velocidad (anaerobios) y otra nos permitirá mantenerlos un tiempo prolongado o una cadencia mediana (aerobios).

Mientras el organismo no entre en una deuda de oxígeno fuerte, en el sentido de que debe restituir el oxígeno que se ha utilizado, se podrá continuar el trabajo. Llegar una y otra vez hasta el agotamiento producirá daños internos bastantes graves que el paso de los años sacará a la luz.

En los ejercicios de resistencia, el rendimiento muscular depende, principalmente, de la capacidad aeróbica de la persona. Ésta se caracteriza por el nivel máximo de consumo de oxígeno (VO2 Máx), el cual depende, a su vez, de los sistemas circulatorio, cardiovascular y respiratorio, sin olvidar también la presión parcial del oxígeno del aire (mayor a nivel del mar y, por tanto, favorable para lograr buenas marcas), la capacidad pulmonar, la velocidad de difusión de los gases alveolares en la sangre (muy disminuida en fumadores), el intercambio arteria-vena y la adecuada circulación sanguínea en los músculos que trabajan.

Una persona medianamente preparada muscularmente no puede consumir en un minuto más de tres litros de oxígeno, mientras que un buen corredor de fondo puede llegar a los seis litros con facilidad. Los patinadores de velocidad o de esquí de fondo también arrojan cifras de consumo de oxígeno muy altas, favorables por tanto a la resistencia.

Un atleta normal, sin condiciones físicas muy especiales, puede superar su consumo de oxígeno en tres litros solamente después de muchísimas horas de entrenamiento, en donde la duración del trabajo es el factor principal, mucho más que la intensidad de éste.

La edad y el peso de la persona también limitan su aprovechamiento, ya que en la medida en que ambos factores aumentan es más difícil mejorar el rendimiento. Las diferencias entre personas que practican algún deporte y las que no los practican también son notorias, y así, vemos que mientras a edades muy tempranas –por ejemplo los 9 años– no existen apenas diferencias entre dos personas, al llegar a los quince el niño deportista tendrá un consumo de oxígeno útil de 2.700 l/m. y el no deportista apenas alcanzará los 2.300 l./m.

Agotamiento crónico en el deportista

Es el estado más perjudicial para el deportista ya que, ademásde provocarle el abandono del entrenamiento, le pueden causasgraves e irreversibles daños físicos. Entre las causas debidas alinstructor tenemos, en primer lugar, mandar ejecutar técnicas dondese requieren grandes esfuerzos sin las pausas adecuadas. Esnecesario alternar los ejercicios de velocidad máxima con los deelasticidad y los de potencia con aquellos en los que solamentesean necesarias la fluidez, coordinación o continuidad.

El segundo error es mandar ejecutar técnicas muy seguidasdonde sea necesaria una gran atención cerebral, porque estoprovoca una gran fatiga y agotamiento. Hacer, intercaladamente,ejercicios musculares de relajación sería una cosa muy conveniente.

Desde el plano del alumno, es el descanso insuficiente el queprovoca casi siempre la fatiga crónica y se aconseja que el intervaloentre una sesión y otra debiera ser como mínimo de 24 horasen los jóvenes y de 36 en los niños y mayores de 25 años.

El sueño reparador debe ser de 10 horas en los niños y 8 enadultos.

Como datos a tener en cuenta, citaré la opinión de varios doctoresexpertos en preparación física:

– "Son necesarias 72 horas de descanso para garantizarla recuperación total después de un entrenamiento fuerte".

– "48 horas es el tiempo que el organismo necesita parareponer los hidratos de carbono agotados".

– "El entrenamiento exagerado provoca anemia, insuficiencia hepática y descenso de potasio".

ANEMIA

Se trata de una de las enfermedades debilitantes más comunes, especialmente porque afecta a la captación y utilización del oxígeno. Aunque en occidente la población parece estar bien alimentada, los errores en cuanto a la calidad de los nutrientes y el desmesurado valor que se otorga a los alimentos cárnicos, han ocasionado un rebrote en los casos de anemias. Las dietas de adelgazamiento a las cuales se someten la mayor parte de la población, dietas que perduran con el paso de los años, son otra de las causas.

Descripción:
Disminución del número de hematíes o de la hemoglobina.

Causas:
Anemia por pérdida de sangre, ya sea crónica o aguda; anemia por destrucción sanguínea (hemolíticas) que pueden ser debidas a

la presencia de antiaglutininas o causadas por medicamentos, tóxicos o bacterias. También existen formas crónicas causadas por ictericias y anemias por destrucción de la hematopoyesis. Entre las carenciales están las ocasionadas por déficit de vitamina B-12, de factor intrínseco, de ácido fólico, vitamina C o de hierro, entre otros.

Otras causas de anemia están producidas por parásitos intestinales (solitaria), las hepatopatías, el embarazo, el alcoholismo, la insuficiencia renal o los procesos malignos crónicos.

La cifra media de hematíes es de 5.000.000 en los varones y 4.500.000 en las mujeres. La carencia de hierro produce unos valores de menos de 10 mg por 100 ml.

Síntomas:

La sintomatología puede variar según sea la causa de la anemia y así, la *carencia de hierro* provoca uñas en cuchara y lengua lisa; la de vitamina B-6 responde inmediatamente a su administración; en la carencia de *B-12* hay trastornos gastrointestinales y del sistema nervioso central; en la dc *ácido fólico* hay mala absorción y delgadez; y en el desplazamiento de la médula ósea están aumentados el hígado y el bazo.

La *anemia hemolítica* produce síntomas parecidos a la pérdida brusca de sangre y aunque no hay colapso puede existir postración y shock. La rápida destrucción de sangre provoca malestar, escalofríos y fiebre, así como dolor en la espalda y extremidades.

La *anemia perniciosa* suele ser hereditaria, ya que se forman anticuerpos contra el factor intrínseco, y el enfermo se queja de debilidad, disnea, dolor en la lengua, vómitos, náuseas, pérdida de peso y color de la piel amarillo. La degeneración del sistema nervioso produce alteraciones en el andar, con debilidad y rigidez. No es rara la falta de oxígeno cerebral.

Las *anemias por carencia de hierro*, las más numerosas, se deben a las pérdidas crónicas de sangre, bien sea por hemorroides, menstruaciones prolongadas, diarreas o aumento de las necesidades, como es el caso de las embarazadas o deportistas. El paciente se queja de cansancio crónico, irritabilidad, flatulencia, neuralgias, entumecimiento de las extremidades, palpitaciones, dismenorreas y atrofia de la lengua. Las uñas son frágiles, con estrías, y la piel y mucosa están pálidas.

Las anemias deberán tratarse de una manera más genérica, quizá todas por igual, ya que las carencias de nutrientes no suelen ser aisladas.

Síntomas generales:
Además de los síntomas anteriormente descritos, son habituales los bostezos incontrolables, el sueño a media mañana, la apatía física y psíquica, palidez en piel y mucosas y cierto grado de irritabilidad.

Tratamiento:
Alimentos muy útiles son las algas fucus, kelp y chlorella. También los berros, la achicoria, ciruelas, limones, perejil, berenjenas, remolacha roja, albaricoque, tomates, zanahorias y guisantes. En cuanto a hierbas, se pueden utilizar el cardo mariano, ortiga verde, diente de león, anís verde, la genciana, la angélica y la verbena. La clorosis en los adolescentes responde favorablemente a la artemisa.

En la anemia por carencia de hierro se tomarán con preferencia remolacha roja, espinacas, zanahorias, cerezas, fresas, manzanas, miel y pipas de calabaza o girasol.

Oligoterapia:
El tratamiento imprescindible para todas las anemias es la administración de cobalto, hierro y cobre, sin los cuales no hay posibilidad de curación definitiva. Se reforzará con las vitaminas B-12, B-6, ácido fólico y C.

Cuando se administre hierro deberá ser orgánico, ya que su tolerancia gástrica es perfecta y la absorción rápida y casi de un 90%. En este sentido, recomendamos la levadura de cerveza asimilada en hierro, el quelato de hierro y la ferritina, así como el jugo de remolacha roja.

Nutrientes:
Suplementos dietéticos útiles son el polen, la alfalfa, y la avena. El agua arcillosa se dará todos los días, ya que tiene un efecto catalizador muy interesante.
En personas debilitadas será muy útil el ginseng o el eleuterococo.

Homeopatía:
Arsenicum CH4, Calciumarsenicosum CH4, Ferrumphosphoricum 6DH, Arsenicumiodatum CH6, Kalium arsenicosum CH4, Cuprumarsenicosum CH4 y Avena sativa (tintura madre)

ENFERMEDADES ENDOCRINAS DEBILITANTES

Enfermedad de Adisson

Hipofunción de la glándula suprarrenal, generalmente por atrofia.

Descripción:
Esta enfermedad, generalmente progresiva, se caracteriza por una pigmentación anormal de la piel, hipotensión, hipoglucemia, debilidad extrema, pérdida de peso y deshidratación.

Causas:
Con frecuencia, la atrofia de la corteza suprarrenal es inducida por la administración de corticoides en períodos variables. Otras veces es a causa de un neoplasma, necrosis o tuberculosis. La carencia de aldosterona provoca una pérdida excesiva de sodio y una disminución en la excreción del potasio. Estas modificaciones de los electrolitos provocan una deshidratación intensa, disminución del volumen circulatorio e hipotensión. Disminuye también el glucógeno hepático y se declara una falta de fuerza muscular intensa, así como una disminución de la resistencia a las infecciones y mala tolerancia al estrés.

Los síntomas más característicos comprenden la fatiga y la debilidad, aunque es la hiperpigmentación lo que más deberemos tener en cuenta para el diagnóstico. La coloración muy morena, diseminada por las partes del cuerpo incluso no expuestas al sol, así como las marcas negras en la frente, cicatrices y cualquier pliegue cutáneo, son típicas en esta enfermedad. También son normales las placas localizadas de vitíligo.

La temperatura corporal es inferior a la normal y hay fuertes pérdidas de sal a causa del sudor.

La pérdida progresiva de peso, la baja tensión arterial y la anorexia, son síntomas frecuentes, así como la baja tolerancia al frío y vértigos. Con el tiempo se suele declarar profunda astenia, dolores intensos de abdomen o piernas, insuficiencia renal y colapso circulatorio. El pronóstico entonces es grave.

La enfermedad puede confundirse con alteraciones tiroideas, hipoglucemia, pérdida de sodio brusca o anemia ferropénica.

Tratamiento:

El tratamiento debe ir unido a una correcta hidratación y la suficiente ingesta de hidratos de carbono.

La hierba de elección es la borraja, ya que puede estimular la producción de hormonas suprarrenales, así como la calaguala. Otras hierbas correctoras son el ginseng, la ajedrea, la Artemisa, el ñame silvestre y el diente de león.

Oligoterapia:

El oligoelemento zinc se administrará para regular la glándula a través de la hipófisis, mientras que la mezcla Cobre-oro-plata se dará en los casos graves. Pasada la crisis, da buenos resultados el selenio, potasio, magnesio y la mezcla manganeso-cobre.

Nutrientes:

El Polen, el regaliz y la esencia de pino también se tendrán en cuenta, así como dosis altas de vitamina C.

Las hormonas DHAE y Pregnenolona son las últimas terapias empleadas con éxito.

Hipotiroidismo

El descenso en las actividades metabólicas es una de las causas más frecuentes de agotamiento muscular, aunque en apariencia las personas que lo padecen suelen ser obesas, lo que no hace pensar en una desnutrición.

Descripción:
Hipofunción de la glándula tiroidea en el adulto.
La glándula tiroides necesita el yodo para la producción de las hormonas tiroxina y triyodo-tironina, las cuales se almacenan en forma de tiroglobulina. El hipotiroidismo es la poca producción de estas hormonas.
Se clasifica en **primario** cuando es producido por enfermedad autoinmune, **posterapeútico** después de una intervención quirúrgica o excesiva dosis de Rayos X, y **secundario** cuando es por insuficiente producción de hormonas TSH (tirotropina)de origen hipofisario yTRH (tiroliberina) de procedencia hipotalámica.

Causas:
El consumo escaso de yodo, bien sea porque aumenten las necesidades a causa de ingerir sustancias que bloquean la síntesis del yodo, por un error congénito en el metabolismo o una insuficiente ingesta alimentaria, puede producir la baja producción de hormonas. Si la enfermedad se declara en la niñez o durante el crecimiento fetal, se produce cretinismo y si es posteriormente mixedema. También puede estar ocasionada por una alteración de la glándula hipófisis.

Síntomas:
El síntoma principal es la ausencia de vitalidad, la poca predisposición al movimiento. Estas personas son catalogadas con frecuencia como "vagas", lo que impide que se realice un diagnóstico preciso de su enfermedad. El sueño excesivo, la lentitud en el habla, la intolerancia al frío, la irritabilidad y la

pérdida de memoria, son otros síntomas habituales. Con el tiempo, se suele declarar bocio y obesidad.

Con el fin de no confundir esta enfermedad con la deficiencia de yodo o el bocio endémico, he aquí los síntomas más importantes del hipotiroideo:

Poca sudación, piel seca, anorexia, y ligero retraso mental. También aparece bradicardia, debilidad, ronquera, nerviosismo, estreñimiento, poca actividad física, mala memoria y oído poco sensible. Es habitual que se declaren edemas, trastornos en el metabolismo de las proteínas, mala tolerancia a los medicamentos, albuminuria, exceso de colesterol, poca actividad sexual, amenorrea y poco desarrollo genital. Hay también contracturas musculares, alopecia, calambres, entumecimiento, estreñimiento y edemas en las piernas.

Tratamiento:

Solamente se pueden esperar resultados con la terapia natural en los casos muy leves y especialmente en el bocio endémico. Los berros, ajos, avena y cualquier otra alga, son unos buenos auxiliares.

El aminoácido L-Tirosina, unido al yodo orgánico, pudiera ser una manera de intentar solucionar la enfermedad, ya que la unión de ambos forma la tiroxina. De todas maneras, hay que empezar por dosis muy pequeñas e ir aumentando hasta que notemos nerviosismo, momento en el cual reduciremos algo la dosis.

En medicina química se emplea la hormona levotiroxina en dosis de 100-150 microgramos.

Oligoterapia:

La asociación zinc-cobre y manganeso-cobre, se darán diariamente en horas alternas.

Nutrientes:

El tratamiento debe ir encaminado en principio a la correcta ingestión de yodo y para ello lo mejor es el alga fucus y posteriormente el yodo orgánico. La sal yodada o marina, también son de gran ayuda. También se recomiendan nueces, genciana, cobre, cinc, selenio y hierro.

FATIGA AGUDA

Se refiere a la fatiga muscular ocasionada por la poca adaptación del cuerpo a los esfuerzos físicos y mentales. La diferencia con la fatiga crónica es la corta duración y el conocimiento de las causas.

Causas:
El estrés es una fuente de motivación que provoca un rendimiento óptimo. Sometidos a niveles apropiados de estrés, desarrollamos una actividad productiva y creadora, somos comunicativos y gozamos de buena salud. Una vez excedido nuestro nivel de rendimiento óptimo, entramos en la fase negativa del estrés, que conduce a la ineficacia, a una menor creatividad y productividad así como a malas relaciones interpersonales. Todos estos factores acumulados acarrean fatiga mental y física.

Es paradójico, que sometidos a la fatiga mental, esforcemos nuestro cuerpo a alcanzar el mismo nivel de rendimiento, lo que sigue disminuyendo nuestras fuerzas físicas. Esta situación desemboca en una ruptura del estado homeostático, con las consiguientes consecuencias fisiológicas que provoca la fatiga física.
Los efectos de potenciación de la fatiga mental y de la fatiga física constituyen una fuente suplementaria de estrés, creándose así un círculo vicioso. Si no se cambia a tiempo, este círculo inadecuado puede provocar un estado caracterizado por total agotamiento físico y mental.

Hay multitud de enfermedades y causas que pueden provocar fatiga aguda, siendo necesario primero averiguar la causa orgánica que la produce. También existe la fatiga fisiológica, bastante habitual, la cual afecta a la población muy trabajadora y a los deportistas. Esta es la que puede ser tratada sin problemas por medios naturales mediante los suplementos energéticos.

Tratamiento:
Como alimentos especialmente productores de energía tenemos lógicamente aquellos ricos en hidratos de carbono que se absorben con rapidez, en especial los dátiles, uvas, plátanos o ciruelas. Las patatas al vapor y los copos de avena, son especialmente restauradores y aconsejables en todas las personas, pero de modo especial en los deportistas, ya que se pueden consumir sin peligro minutos antes del entrenamiento. El muesli constituye un alimento de primera magnitud. También son energéticos extraordinarios la miel o la fructosa. La glucosa, sin embargo, y aunque posee un efecto energizante casi inmediato, provoca después caídas importantes de la glucemia, así como también supone una sobrecarga para el hígado y un mayor consumo de vitamina B-1.
Hierbas energéticas tenemos la alholva, el romero, la menta, el diente de león, el cardo mariano, el eleuterococo y el ginseng, estas últimas de extraordinarios efectos a corto y largo plazo. El guaraná es un fruto de buen resultado, aunque ningún nutriente podrá proporcionar energía suficiente a un sistema muscular poco eficaz.

Oligoterapia:
Los oligoelementos útiles son el selenio y el cobre-oro-plata.

Nutrientes:
Suplementos dietéticos de mucho interés son la jalea real, el octacosanol, el aceite del germen de trigo, la Vitamina B-15, la L-carnitina, Taurina, los aspartatos y el polen.
Los suplementos de aminoácidos ramificados, así como las vitaminas B-1, B-2, B-6, B-12, E y ácido pantoténico, también se tendrán en cuenta, aunque su efecto nunca es inmediato.

Flores de Bach:

Rosa Silvestre(Rosa canina)
Efecto: Motivación. Alegría por vivir, deseos de acción y placer por poder hacer.
Ayuda a la transformación interna ante los cambios importantes de la vida. Útil cuando otros remedios no actúan. Para corregir la resignación y apatía, el fatalismo, la pasividad y falta de motivación o expectación. En suma, la pérdida del impulso vital.

ESCLEROSIS MÚLTIPLE

La fatiga que ocasiona esta enfermedad es progresiva y muy intensa, aunque se insiste al paciente en que no deje de moverse y hacer algún tipo de ejercicio terapéutico.

Descripción:
Enfermedad del sistema nervioso central, con pérdida de la vaina de mielina.

Causas.
No se conoce con certeza la causa, aunque se sospecha que es un trastorno del sistema inmunológico o el desarrollo de un virus latente. Otras hipótesis hablan de venenos metálicos, alimentos lácteos, trastornos metabólicos, traumatismos, alergias, reacciones tardías a vacunas, o lesiones vasculares.

Síntomas:
La enfermedad comienza de modo súbito, incluso en una persona aparentemente sana. La sintomatología más frecuente consiste en trastornos visuales con parálisis temporales, dolores en las extremidades, pérdida de la sensibilidad en un lado de la cara, debilidad muscular transitoria, fatiga anormal, alteraciones en la marcha, ceguera parcial y vértigos.
Posteriormente se pueden notar temblores y pronunciación lenta.
La afectación cerebral proporciona ataques convulsivos e inestabilidad emocional; la afectación del tronco cerebral

temblores y ataxia; y la espinal produce dolores y debilidad. También son frecuentes los reflejos disminuidos, movimientos y sacudidas, pérdida de la sensibilidad cutánea, dolor en el tronco e incontinencia vesical.

Tratamiento:
Sin tratamiento adecuado la enfermedad sigue su curso, en los cuales se pasan temporadas muy buenas y otras con agudizaciones rápidas. Las crisis pueden tener una duración muy variable y en ocasiones estar separadas durante meses o años, pero por desgracia, van acortando el tiempo entre ellas. La enfermedad puede durar 25 años, aunque hay quien se ha recuperado totalmente después de ese largo periodo.
El tratamiento proporciona mejoría en un 50% de los enfermos, curación total en un 15%, y ninguna mejoría en el resto. Aun así, se debe intentar de manera ininterrumpida, ya que por lo menos se puede prolongar la vida del enfermo y aliviarle sensiblemente. También hay resultados esperanzadores con el empleo del hachís, aunque al no estar legalizada esta planta el enfermo deberá consultar antes la legislación para no incurrir en delito.
La base del tratamiento natural, que se puede complementar con el farmacológico, lo constituye el aceite de Onagra, unido a la vitamina E para impedir su oxidación. También resulta conveniente unirlo a las vitaminas B6, B12, B1 y PP. Para potenciar a la Onagra se utilizan con gran éxito el aceite de salmón (DHA) o el de Krill.

El Própolis y la Equinácea pueden tener gran valor para reforzar el sistema defensivo, aunque hay controversias sobre su posible beneficio. La misma recomendación sirve para la Uña de gato.

Alimentos necesarios son los pescados azules, el ajo, las pipas de girasol, la soja, los cacahuetes y el arroz integral.
El calor puede agudizar los síntomas, lo mismo que los productos lácteos.

Los masajes a lo largo de la columna vertebral y la gimnasia moderada, siempre suponen una ayuda.

Oligoterapia:
Se utilizarán suplementos de litio, y la asociación Cobre-oro-plata en los casos más avanzados.

Nutrientes:
Como energizantes de efecto intenso y en ocasiones rápido, están el octacosanol, la creatina, la vitamina B-15, el Ginseng y el Romero.

Homeopatía:
Acidumpicrontricum CH6, Nuxvomica CH6, Secale CH4, Silicea CH6, Sulphur CH10 y Pulsatilla 9CH.

CAQUEXIA

La caquexia es un síndrome que va unido a alguna enfermedad grave o intensa, y que por sí misma ocasiona desnutrición, atrofia muscular, fatiga, debilidad y anorexia pertinaz en personas que no están interesadas en perder peso. Suele acompañar a enfermedades como el cáncer, tuberculosis, SIDA y trastornos autoinmunes. También acompaña a personas que padecen insuficiencia cardiaca y enfermedades pulmonares como enfisemas. La caquexia debilita tan intensamente a los enfermos que se ven imposibilitados para moverse, lo que agudiza el deterioro muscular.
De no solucionarse, la musculatura esquelética ocasiona atrofia muscular y pérdida de la respuesta inmunitaria, afectando incluso al músculo cardíaco.

Causas
El mecanismo exacto por el cual estas enfermedades causan caquexia aún no se entiende bien, pero probablemente esté

relacionado con ciertas proteínas que regulan la función de las células.

Hay otros síndromes de malnutrición relacionados con la poca ingesta de proteínas o de calorías en general.

Las personas que sufren el desorden alimenticio conocido como anorexia nerviosa o los que han desarrollado un cáncer avanzado, también suelen padecer caquexia.

ANOREXIA

Esta falta de apetito inducida o patológica, no siempre está producida por el deseo de mantenerse delgados. La anorexia simple es habitualmente una respuesta del organismo a las enfermedades febriles y debilitantes, mientras que la anorexia nerviosa es una falta de apetito por desequilibrios emocionales. Por tanto, mientras exista el deseo de comer, no se puede hablar de anorexia.

Descripción:
En estos enfermos el ingreso diario de calorías apenas llega a las 1.000, lo que ocasiona una bajada del metabolismo basal -quizá menos de 40-, agudizándose con los vómitos muchas veces provocados en el caso de anorexia nerviosa. El estreñimiento, los dolores gástricos frecuentes y el bajo peso, son bastante normales en estos casos. Estos enfermos suelen estar envejecidos, con la piel pálida, pelo y piel seca, tensión arterial baja y pulso lento. El hirsutismo (aumento del vello) en las mujeres es frecuente, así como las avitaminosis. Paradójicamente, los aquejados de anorexia nerviosa no son personas inactivas y pueden ser capaces de llevar a cabo grandes esfuerzos. Ellos mismos están convencidos de que su delgadez no es motivo de preocupación.

Causas:
La anorexia nerviosa se ha convertido en una enfermedad de las sociedades centradas en el hedonismo y el culto a la belleza. Después de algunas décadas de feminismo beligerante y

desprecio a los atributos puramente de hembra, las mujeres han dado un giro completo a sus pensamientos y ahora insisten en mostrar las características que las diferencian del sexo masculino: su sexualidad. Los varones, por su parte, y aunque en menor medida, también se sienten tentados a mostrar su lado más sexy como su mayor atractivo. Sin embargo, lo que diferencia a ambos es el concepto de belleza, pues mientras que en la mujer la delgadez es el factor principal, en los hombres es la musculatura. Por eso ellos no suelen caer con tanta frecuencia en la anorexia como sistema para estar atractivos.

La belleza mal entendida o la sexualidad reprimida son unas de las causas más habituales de desorden emocional, siendo de aparición frecuente en la pubertad y en el comienzo de la madurez. También, y con mucha más frecuencia, la necesidad de conservar una apariencia física delgada, en la creencia de que ese es el canon de belleza, induce a muchos jóvenes a obsesionarse por su estética. Tras la delgadez -creen firmemente- está la belleza y con ella la felicidad, el triunfo y la aceptación incondicional en sociedad.

Al margen de estas alteraciones puramente psicológicas, las alteraciones tiroideas, la malabsorción, la tuberculosis y las enfermedades de Simmons y Addison, ambas de origen glandular, pueden dar también casos de anorexia.

Tratamiento:
El tratamiento base debe incluir las llamadas hierbas aperitivas, como es el caso de la Genciana y la Cuasia amarga, así como los extractos de alcachofa y achicoria. En segundo lugar, se utilizarán el diente de león, la ajedrea, angélica y estragón. Menos efectivas, pero también a tener en cuenta, son el enebro, el hisopo y la salvia. No obstante, en casos de anorexia patológica la psicoterapia y el contar con personas adecuadas a nuestro alrededor, constituyen el mejor remedio. Con frecuencia, una pareja adecuada suele ser suficiente para curar a una joven anoréxica.

En los niños nunca se debe forzar la ingesta de alimentos, por muy delgados que estén, y es mejor que coman solamente aquello que verdaderamente les apetece. La hora de la comida debe constituir para el niño un placer, no una tortura. Es mejor repetir diariamente algún plato que les satisfaga (cereales, frutas dulces o patatas, en especial), que insistir en que coma alimentos que le motiven a la repulsa o el vómito. Si los adultos tenemos el privilegio de poder comer solamente lo que nos gusta, los niños deberían disponer también de esta libertad. El tiempo, y mucha paciencia, les hará modificar su apetito.

Oligoterapia

Los oligoelementos Zinc y Litio, junto a los nutrientes que a continuación recomendamos, son el tratamiento completo.

Nutrientes:

Para facilitar un aumento de peso saludable se tomarán suplementos de alfalfa y uvas en abundancia. Las comidas aderezadas con anís verde. Si la desnutrición es muy importante se dará Jalea real, polen, jugo de germen de trigo y complejos vitamínicos y minerales en abundancia.

Flores de Bach:

Ceratostigma(Ceratostigmawilmottiana)

Proporciona seguridad. Les ayuda a fortalecerse mediante los estímulos y consejos, aportándoles confianza para poder seguir caminos diferentes a la mayoría.

Para los que necesitan la opinión de los demás porque no confían en su propio juicio. También en personas de voluntad débil, en quienes gustan o necesitan andar a la sombra de los más fuertes, en aquellos que siguen fielmente las modas –incluso sociales- y en los maniáticos.

MIASTENIA GRAVIS

Se le considera una enfermedad autoinmune y crónica caracterizada por grados variables de debilidad de los músculos voluntarios, cuya denominación real es "debilidad muscular grave", aunque ahora ya no se le considera como una enfermedad grave. No afecta al promedio de vida, aunque sí a la calidad

Descripción y sintomatología:
Comienza con un cuadro sutil de pérdida de fuerzas, que rápidamente se recuperan con el descanso pero que reaparece al reiniciar el ejercicio. Suele iniciarse de forma suave en los músculos que circundan al ojo.
La característica principal de la miastenia gravis es una debilidad muscular que aumenta durante los períodos de actividad y disminuye después de períodos de descanso, estando afectados inicialmente el movimiento de los ojos y párpados, la expresión facial, la masticación, el habla y la deglución. Posteriormente, y si la enfermedad no se resuelve, los síntomas debilitantes se extienden a los músculos que controlan la respiración, los movimientos del cuello y las extremidades.

De un modo resumido, estos son los síntomas que se perciben:
• Cansancio agudo, falta de fuerza muscular
• La caída de uno o ambos párpados (ptosis)
• Visión nublada o doble (diplopía) a consecuencia de la debilidad de los músculos que controlan los movimientos oculares
• Marcha inestable o irregular, debilidad en los brazos, las manos, los dedos, las piernas y el cuello
• Dificultad para subir escaleras
• Cambio en la expresión facial, dificultad para sonreír y gesticular
• Dificultad para deglutir alimentos (sólidos: ya sea por la falta de fuerza para masticar y líquidos, como el agua por ejemplo, en consecuencia a la falta de fuerza para tragar)
• Dificultad para respirar
• Trastornos en el habla (disartria). La voz sale como "gangosa" como consecuencia de la falta de fuerza en las cuerdas vocales, la lengua, etc.

Causas:

La miastenia gravis es causada por un defecto en la transmisión de los impulsos nerviosos a los músculos. Se cree que se debe a que los anticuerpos bloquean, alteran, o destruyen los receptores nicotínicos de acetilcolina en la unión neuromuscular, lo cual evita que ocurra la contracción muscular. Estos anticuerpos son producidos por el propio sistema inmunológico del cuerpo. Además, se ha demostrado que los pliegues post-sinápticos están aplanados o "simplificados", disminuyendo la eficacia de la transmisión.

La acetilcolina (un neurotransmisor) es liberada normalmente, pero sus efectos son de intensidad inferior a la necesaria. Esto ocasiona un agotamiento presináptico, lo que conlleva una activación cada vez menor de fibras musculares por impulso sucesivo (*fatiga miasténica*). La sinapsis es la unión entre las células neuronales.

Aunque no se ha establecido una relación plenamente comprobada, se cree que hay una relación entre la glándula endocrina timo y la miastenia gravis. Es posible que la glándula del timo genere instrucciones incorrectas sobre la producción de anticuerpos receptores de acetilcolina, creando así el ambiente perfecto para un trastorno en la transmisión neuromuscular. Sin embargo, sí se ha demostrado que el 65% de los pacientes miasténicos tienen un timo anómalo, y el 65% lo tienen hiperplásico.

Esta glándula que forma parte del sistema inmunológico, se encuentra atrás del esternón hacia donde emigran las células producidas en la médula ósea por la célula madre.

El timo ejerce una clara influencia sobre el desarrollo y maduración del sistema linfático y en la respuesta inmunitaria de nuestro organismo, además de en el desarrollo de las glándulas sexuales.

Tratamiento natural:
Hoy día, casi todos los pacientes pueden reanudar una vida normal con un tratamiento adecuado.
Se recomiendan tratamientos similares a los utilizados en el Alzheimer, en especial los aminoácidos Taurina, Creatina y Triptófano, la Melatonina, la coenzima Q10, el ácido graso DHA y la hierba Uña de gato.

Flores de Bach:
Inicialmente el *Remedio rescate*,continuando con *Aulaga, Castaño blanco* y*Hojarazo*.

Tratamiento complementario:
Es muy importante que los familiares del paciente entiendan lo difícil que es vivir con una enfermedad que lleva de la euforia a la ira en un instante, alteración causada por una enfermedad que impide realizar las actividades diarias habituales.
Por ello, además del tratamiento médico, es imprescindible aportar al paciente con miastenia gravisel adecuado apoyo psicológico que le permita luchar diariamente contra su enfermedad. La idea no es tanto el consuelo, como la fortaleza, pues los músculos terminan obedeciendo mejor cuando existen ganas de luchar. Tanto es así, que la gravedad de esta enfermedad depende más del estado psicológico que del físico, razón por la cual se recomienda un tratamiento adecuado en este sentido.
Es importante también, que la persona con Miastenia se mantenga lo más activa posible y que ocupe su tiempo en actividades como el estudio y materias artísticas. Es recomendable realizar ejercicio físico, como caminar, Yoga o Taichí, y de no ser posible acudir periódicamente a un Kinesiólogo, quien lo ayudará a realizar ejercicios que estén a su alcance para no perder el tono muscular, incluso visitándolo en su hogar o en una eventual hospitalización. La duración de estos ejercicios no deberá ser superior a los 30 minutos. La enfermedad genera debilidad y si a eso se le suma el sedentarismo y la inactividad el cuadro empeora notablemente.

AGOTAMIENTO PSICOLÓGICO

El síndrome de *burn-out*, o síndrome del desgate profesional, es un tipo de estrés prolongado motivado por la sensación que produce la realización de esfuerzos que no se ven recompensados. Se suele dar en relaciones laborales que implican el trato con personas e importantes exigencias emocionales en la relación interpersonal (personal sanitario, docentes, policías, funcionarios de atención al público, etc.), que ocasionan en un deterioro, desgaste o pérdida de la autoestima.

Descripción y causas:
El síndrome de *burn-out* no es exclusivo de ejecutivos o comerciales de ventas, sino que ataca directamente a deportistas de élite, operadores de telefonía (call center), informáticos, así como a profesiones de la sanidad y profesorado de instituto. Suele darse más en los trabajadores de las industrias técnicas, que en aquellos que se dedican a labores artísticas, y en las mujeres más que en los varones.

Cuanto más cualificada laboralmente está una persona, más fácil es que padezca el síndrome de *burn-out*, especialmente si sus intereses profesionales están por delante de los sociales o familiares. Las relaciones personales o matrimoniales padecen las consecuencias, y terminan por romperse.

El trabajo es lo más importante en la vida de los afectados y cuando existe el fracaso o las exigencias son continuadas, la enfermedad se hace intensa.

También se ha encontrado el mismo síndrome en estudiantes. Los afectados suelen ser personas que se esfuerzan excesivamente en sus estudios o que se sienten agobiados o presionados en las temporadas de exámenes. El temor se desencadena tanto por no poder cumplir las expectativas, como por el miedo a las represalias si no obtiene un buen resultado académico. Esto es especialmente fuerte cuando al estudiante le cuesta mucho trabajo entender y memorizar las cosas, y por ello tiene que esforzarse más de lo normal. Si el síndrome se prolonga, el afectado suele abandonar los estudios y padecer depresión.

Síntomas:

Como en la mayoría de las enfermedades con un componente psicológico determinante, suele manifestarse de forma oculta mediante un fuerte sentimiento de impotencia, con un despertar matutino poco vital. El trabajo no parece tener fin y, a pesar de que se planifica minuciosamente (lo que ocasiona un esfuerzo añadido y continuado) en pro de poder cumplir los compromisos, el trabajo nunca se termina adecuadamente. Lo que anteriormente era motivo de alegría por ver cumplidas unas expectativas, ahora no lo es, y el estrés se manifiesta incluso en las horas de ocio.

Los esfuerzos que se hacen mentalmente y mediante palabras muy contundentes -"ahora es mi momento de ocio y no quiero saber nada de mi trabajo"-, no son reales.

La depresión y la insatisfacción perpetúan el síndrome del ejecutivo, y aparecen las molestias somáticas en forma de insomnio, jaquecas, mareos, dolores musculares (especialmente en la nuca), trastornos digestivos, infecciones, sarpullidos, trastornos respiratorios de componente asmático, circulatorios o digestivos (exceso de colesterol).

Un dato muy significativo, es que si la persona se siente querida y bien remunerada en su puesto de trabajo, el síndrome no aparece aunque los requerimientos sean muy intensos.

Tratamiento natural:

Flores de Bach:
Olmo blanco
Se deberán poner 4 gotas debajo de la lengua varias veces al día.

Melatonina
Esta hormona asegura un descanso intenso en las tres primeras horas del sueño, precisamente las más difíciles de conciliar, y donde los recuerdos del día todavía están presentes. Una vez

superadas con éxito, el resto es puramente un descanso para el cuerpo en general y los músculos en particular.

Fosfatidilserina
Este componente de los fosfolípidos, posee interesantes acciones en el estrés de tipo mental, en la memoria, capacidad de concentración y en la prevención del dolor muscular.

Taurina
Aunque no es un aminoácido puro, se le considera como tal por poseer acciones similares. Tiene buenos efectos en el rendimiento psicomotriz (tiempo de reacción, concentración y memoria), y la resistencia física.

Jalea real
Alimento de extraordinario interés desde hace casi un siglo y que posee un efecto generalizado sobre el buen estado corporal. En dosis de 500-1000 mg restaura lentamente las partes sometidas a desgaste, aportando optimismo, memoria y buenas defensas.

Eleuterococo
Es uno de los adaptógenos más empleados, entendiendo como tales a aquellas sustancias que son capaces de mejorar nuestra capacidad de adaptación a las circunstancias adversas, sean psicológicas o físicas.

ASTENIA
Debilidad general del cuerpo.

Descripción:
La mayoría de las personas padecen episodios asténicos (cansancio) en diferentes épocas de su vida, ya que suele ser el resultado de una vida anterior poco adecuada o a la necesidad que tiene el organismo de descansar cuando se declara alguna enfermedad. La diferencia con el cansancio o la fatiga, estriba en

que en estos casos está afectado todo el sistema orgánico, no solamente el muscular. Aunque no hay agotamiento, la sensación de debilidad es intensa y prolongada, no recuperándose ni siquiera con el sueño.

Causas:
Hay enfermedades que provocan astenia continuada y entre ellas está el hipertiroidismo, las hepatopatías, la tuberculosis, la hipotensión o las cardiopatías. También las afecciones del sistema venoso producen síntomas similares. De igual modo, muchas astenias son producto de una mala información, como ocurre con los deportistas. El ejercicio físico continuado e indiscriminado suele ser causa habitual de astenia, ya que dedicar horas de descanso a la práctica de ejercicio físico (fitness, padel...), ocasiona un lento deterioro en la salud, en lugar de una mejora.

Otra causa habitual es la astenia primaveral, pues el cambio estacional, desde una época invernal de pocas salidas a la calle, a otra en la cual el buen tiempo invita a largos paseos, ocasiona el llamado "síndrome de desadaptación". Después de unos días, la persona suele superar sin problemas este proceso durante el cual el sistema circulatorio parece incapaz de asegurarnos el aporte de oxígeno necesario para la nueva actividad.

Síntomas:
Numerosas son las manifestaciones de la persona que padece astenia, además del cansancio general, y entre ellas están: taquicardia, palpitaciones, falta de aire, vértigos, pesadez de piernas, incapacidad para concentrarse psíquicamente, dolores de cabeza, bostezos, trastornos gástricos, disminución del deseo sexual y dolores musculares generalizados. Puede aparecer también comoun trastorno obsesivo /compulsivo de la personalidad, paralelamente a los rasgos de rigidez en los pensamientos y falta de flexibilidad.
En numerosas ocasiones, un asténico crónico ha sido catalogado

como "vago" y no se le ha puesto tratamiento médico. La enfermedad de Adisson y las hepatopatías, suelen generar astenias crónicas.

Tratamiento:
Una vez suprimida la enfermedad causante si la hubiera, se puede probar con hierbas de reconocida fama como astiasténicas, como es el caso del ginseng, eleuterococo, espino blanco y romero.
El cardo mariano, brusco, ginkgo biloba y la esencia de ajedrea, son otros buenos remedios contra la astenia. La artemisa se ha utilizado durante largo tiempo para tratamiento de las lipotimias.
Llevar una vida saludable, con las comidas efectuadas a horas regulares, y el ocio suave y en contacto con la naturaleza, son requisitos imprescindibles.

Oligoterapia:
Los oligoelementos manganeso-cobre, cobre-oro-plata y manganeso-cobalto, han de ser el tratamiento de fondo de todas las astenias.
La carencia de hierro es un dato importante a tener en cuenta.

Nutrientes:
Alimentos de especial interés son las ciruelas, los berros, la avena, la alfalfa y la remolacha. La jalea real, las vitaminas B-15 y C, así como la L-carnitina, son otros buenos suplementos para el mismo fin.

OTRAS PATOLOGÍAS CON SÍNTOMAS SIMILARES

Entre ellas destacamos los episodios depresivos, la obesidad mórbida, talasemias (enfermedad hereditaria que produce carencia de oxígeno por defectos en los glóbulos rojos), la apnea del sueño y narcolepsia, la mononucleosis crónica (enfermedad vírica), los trastornos bipolares, la esquizofrenia, los trastornos del apetito, el cáncer, las enfermedades autoinmunes, los trastornos hormonales , las infecciones repetitivas, el abuso de alcohol y sustancias adictivas, y las reacciones ante medicamentos.

Finalmente, habrá que tener en cuenta también a la hipocondría (miedo a padecer una enfermedad), el trastorno de conversión (enfermedad neurológica ocasionada por el psiquismo), la somatización (múltiples y persistentes signos clínicos) y el trastorno somatomorfo (síntomas persistentes que no se relacionan con ninguna enfermedad).

Cómo mantenerse en forma después de los 40

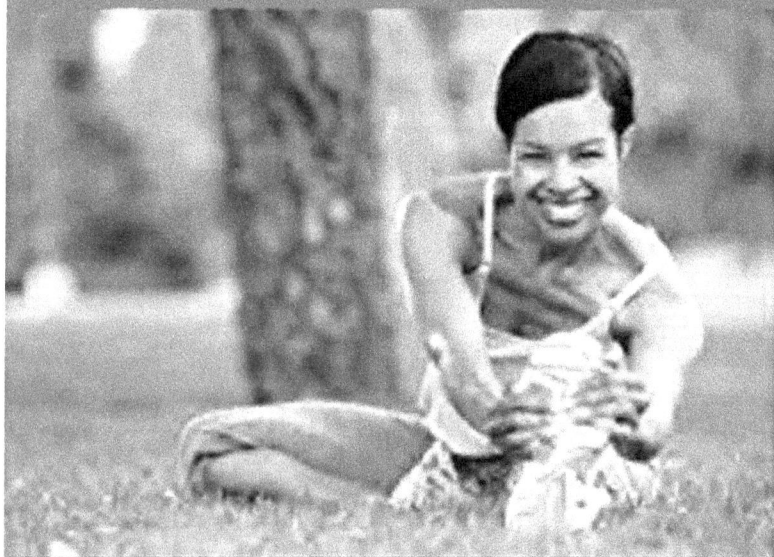

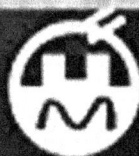

EDICIONES MASTERS

Cómo prepararse para practicar un deporte

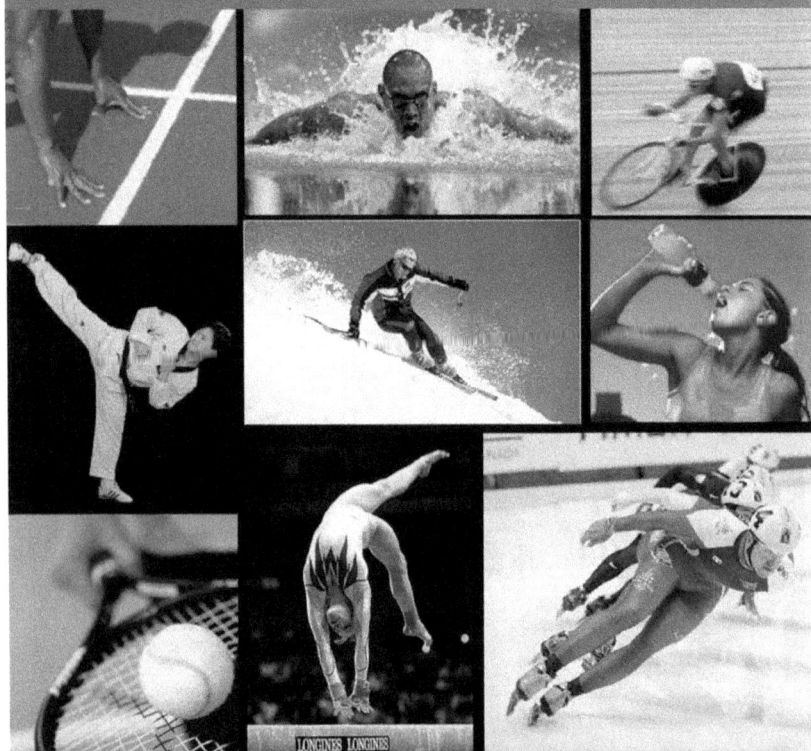

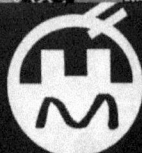

EDICIONES MASTERS

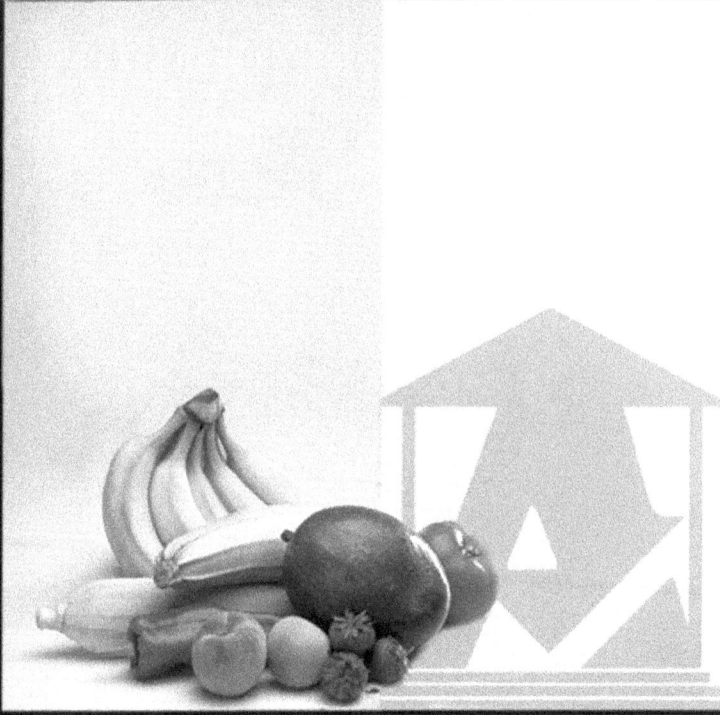

NUTRICIÓN
Y DIETÉTICA

aminoácidos

El secreto de la vida

Adolfo Pérez Agustí

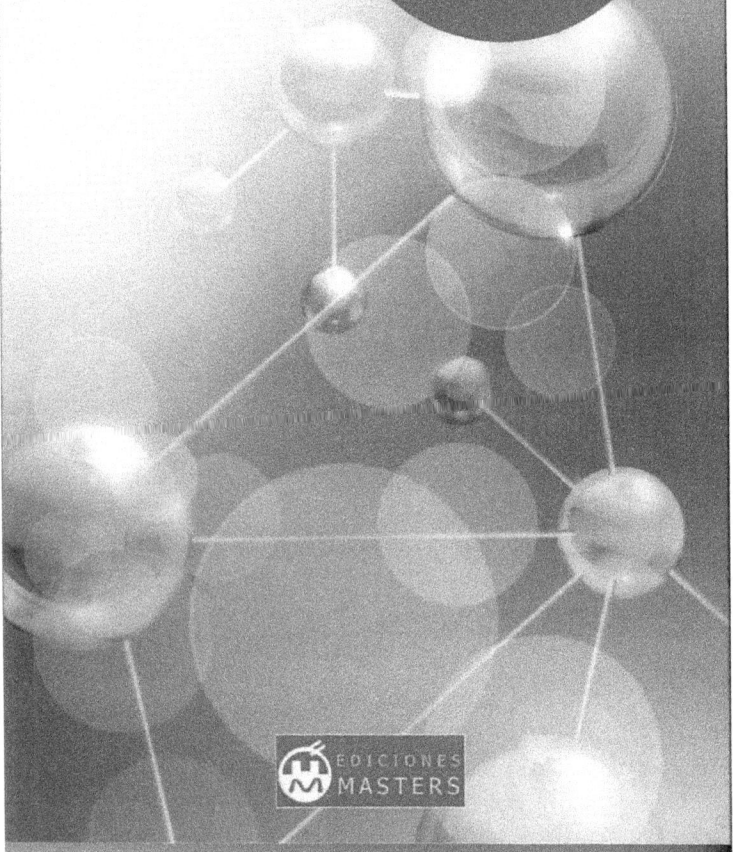

EDICIONES MASTERS

INTOXICACIÓN POR METALES

METALES PESADOS
METALOIDES
NO-METALES
Y OTROS

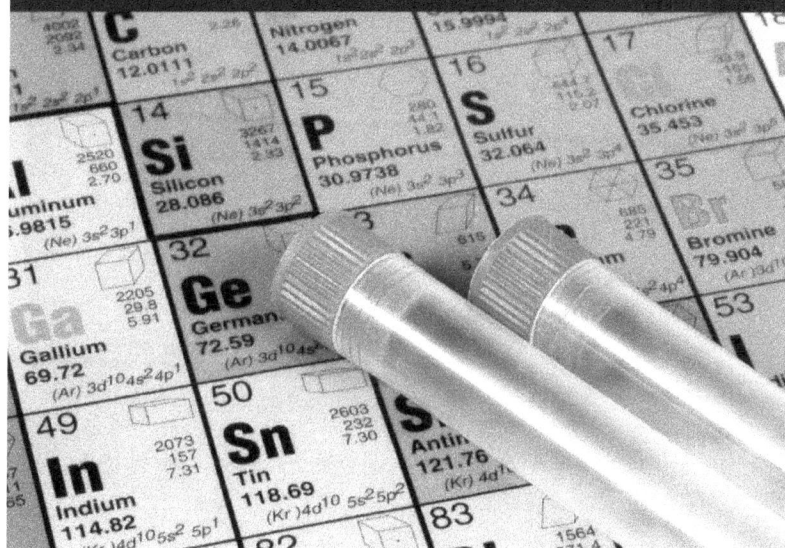

Medicina antienvejecimiento

Longevidad, salud, plenitud

Adolfo Pérez Agustí

www.ingramcontent.com/pod-product-compliance
Lightning Source LLC
Chambersburg PA
CBHW031729210326
41520CB00042B/1458